O SEGREDO ANTI-DIABETES

Chrissie Bamford

Exoneração de responsabilidade

As informações contidas neste manual não se destinam a substituir o aconselhamento médico. Nenhuma ação deve ser tomada apenas com base no conteúdo dessas informações. Antes de iniciar este ou qualquer outro programa de exercícios, você deve consultar seu médico para garantir que seja apropriado para você.

As informações e opiniões aqui expressas são fornecidas de acordo com o melhor conhecimento e crença do autor. Portanto, não podemos assumir qualquer responsabilidade pelas informações fornecidas aqui - nem no que diz respeito à exatidão, nem à eficácia.

SUMÁRIO

1   A chamada do despertar   1

2   Diabetes: o poderoso destruidor   7

3   Sobre diabetes   10

4   Diagnóstico: diabetes   18

5   Medidores de glicemia   23

6   Insulinoterapia   24

7   Inflamações   27

8   Superalimentos contra inflamações   42

9   Síndrome metabólica   52

10   Sua atitude pessoal   55

11   Sua nova alimentação   59

12   O melhor programa anti-diabetes   63

13   Etapa 1: 2-4 semanas sem carboidratos   66

14   Etapa 2: reintrodução de carboidratos   78

15   Etapa 3: viver sem diabetes   83

16   Suplementos herbais poderosos   88

17   Mexam-se!   99

18   Uma última dica   103

A CHAMADA DO DESPERTAR

Minha mãe não ficou muito feliz com a ideia de estar longe de sua amada casa, em St. Louis, por tanto tempo. Mas finalmente, ela concordou com a viagem. Fiquei muito contente por ela estar prestes a voar para Chicago. Eu estava planejando uma grande reunião de família, um almoço de Natal na minha nova casa. A família do meu noivo, muitos parentes e amigos, se reuniriam para saborear uma deliciosa refeição com omeletes, um presunto com molho de mel e abacaxi, camarões com molho de vinho, biscoitos caseiros e outras iguarias.

Chegou o dia. Todos nós nos divertimos muito e, à noite, alguns de nós até nos aventuramos em um casino, apesar da manta de neve fresca.

Mais tarde, porém, a minha mãe se queixou de dores de estômago. Um passeio até o banheiro não trouxe nenhum alívio. Sentou-se na minha cama e pediu-me para lhe dar a sua bolsa. Ela queria pegar um remédio. Quando eu estava para entregar-lhe a bolsa, ela caiu de costas no colchão. Ela tinha desmaiado e a bolsa caiu no chão com um grande barulho.

"Mãe! Mãe! Acorde!" eu gritei, completamente perplexo e sem palavras. Por ser enfermeira, eu sabia exatamente o que fazer, e agi com velocidade relâmpago. Com uma mão, sacudi vigorosamente o joelho dela, e com a outra, peguei o telefone e liguei para o serviço de emergência.

Cerca de 20 segundos depois, enquanto eu ainda falava com o serviço de emergência, Deus mostrou misericórdia: Minha mãe abriu os olhos! E então, ela se endireitou, esfregou os olhos por um momento e perguntou: "Você está ligando para quem?".

"Vou pedir uma ambulância. Você desmaiou," eu respondi.

"Querida," disse ela, "você está exagerando".

E de repende, ela ficou inconsciente na cama, pela segunda vez!

"Isto não pode estar acontecendo", pensei eu. "A minha mãe vai mesmo morrer, na minha frente, no Natal? A vida não pode ser tão cruel! Ao mesmo tempo, preparei-me para a chegada da ambulância. Pouco depois, bateram à porta. Dois paramédicos (um homem e uma mulher), acompanhados por dois fortes policiais, entraram na casa. Fiquei muito aliviada em poder entregar a minha mãe, para mãos profissionais. Levei os ajudantes ao meu quarto - onde a minha mãe acabava de acordar pela segunda vez!

Como enfermeira, eu havia visto casos como esse, inúmeras vezes. Mas com a minha própria mãe, é claro que é um sentimento diferente. Duas vezes a vi morta e duas vezes ela voltou; isso foi demais para mim.

Um dos paramédicos, uma loira, fez uma série de perguntas à minha mãe e a mim. Entre outras coisas, ela queria saber o que tínhamos comido. Descrevi-lhe então o belo buffet que servi. O outro paramédico, finalmente perguntou à minha mãe se ela era diabética. "Não, que eu saiba, não". Mas seus pais eram ambos diabéticos, estavam pendurados na agulha da insulina.

No hospital onde eu trabalhava, eu tinha vivenciado incidentes semelhantes: pessoas que não sabiam há anos que sofriam de diabetes. Os paramédicos e eu, olhamos uns para os outros, e sabíamos o que se passava.

A minha mãe ficou calada, quando eu lhe disse isso. Ela sabia que os tempos em que podia comer como gostava, tinham acabado.

Os paramédicos ajudaram a minha mãe na maca, e trouxeram-na para a ambulância. Também entrei e a acompanhei.

O hospital confirmou a suspeita: a minha mãe tinha diabetes. A apreensão em casa, acabou por ser um sério problema digestivo, devido ao elevado teor de açúcar no sangue - desencadeado pelo consumo excessivo de iguarias de Natal.

A minha mãe ter chegado perto do coma, assustou-nos. E assim, começamos imediatamente a procurar soluções.

Se você também têm diabetes ou está nos estágios preliminares do diabetes, por favor não se desespere. Pois este diagnóstico, também pode ser uma oportunidade de dar à sua vida, uma nova direção. O Diabetes já não precisa mais ser uma doença que restrinja sua vida. Pelo contrário, inverter e prevenir o diabetes, pode abrir a porta para uma vida muito mais saudável!

Entretanto, foi uma longa estrada até que minha mãe estivesse completamente livre do diabetes. Primeiro, os médicos a encheram com medicação. E quando perguntei aos médicos se o exercício físico ou a perda de peso ajudariam, eles apenas encolheram os ombros e disseram: "Claro". Toda a situação foi bastante estressante. E agora, tinha de me preocupar com o que aconteceria quando a minha mãe voltasse para casa.

Depois de visitar outros médicos, descobrimos que minha mãe já tinha diabetes por muitos anos, sem saber. Como sua motorista particular e enfermeira, aprendi em primeira mão, que a medicina moderna dá muito valor à medicação, mas pouco ao estilo de vida. Quando se trabalha neste sistema, muitas vezes não se tem tanta consciência disso. Mas do ponto de vista do paciente, por algum motivo, parece diferente.

10 dias após o incidente de Natal, foi receitado à minha mãe, um cocktail de 8 medicamentos diferentes. Ou seja, cerca de 18 comprimidos por dia! Claro, os medicamentos baixaram um pouco o nível de açúcar no sangue. Mas mesmo assim, ele subiu e desceu como uma montanha-russa.

A pior parte, no entanto, foi o quanto a minha mãe mudou. Esta mulher, outrora tão vivaz e ativa, transformou-se num desastre apático. Ela perdeu toda a energia vital que a tornava tão única. Parte do problema era certamente os efeitos colaterais de todas essas drogas; elas são conhecidas por causar lentidão e depressão.

Entretanto, penso que a perda de controle, também desempenhou um papel importante. A perspectiva de que ela seria dependente de medicação para o resto de sua vida, simplesmente deu à minha mãe um sentimento de impotência.

No meu trabalho, eu vejo com meus próprios olhos, como os medicamentos afetam o corpo e a mente dos pacientes. É por isso que eu sempre encorajo as pessoas a experimentarem métodos naturais. Desta forma, eles não só evitam os efeitos colaterais irritantes, como muitas vezes alcançam os mesmos (ou até melhores) resultados, do que com a medicação.

Um dia, quando a minha mãe estava meio adormecida em frente à televisão, eu resolvi fazer algo. Eu não podia mais vê-la vegetar, dia após dia, e anestesiar-se com a medicação. Assim, nós começamos a procurar maneiras de curar o diabetes naturalmente.

E conseguimos: a minha mãe encontrou o caminho de volta à sua vitalidade original. Seis anos mais tarde, aos 70 anos, ela está de volta, em excelente forma e com um ótimo visual. Seu nível de açúcar no sangue, está na zona segura de 110 a 140. Naturalmente, ela continua monitorando seu nível de açúcar, três vezes por dia. E duas vezes por semana, ela faz uma caminhada com outros idosos, além de andar regularmente em sua bicicleta engométrica.

Através de uma nutrição mais consciente, a minha mãe perdeu cerca de 6 quilos. E sabe o que mais? Ela come refeições completamente deliciosas. Ao contrário do que acontecia no passado, agora ela faz várias refeições menores por dia. Ela também come muitas frutas e vegetais diferentes. E descobriu um novo mundo de receitas deliciosas e especiarias.

Com o passar do tempo, minha mãe foi capaz de reduzir cada vez mais a dose de insulina, até que no final, ela não precisou mais. Isso foi possível, porque ela estava constantemente estudando a doença e aprendendo muito. Ela procurou conselhos de seus médicos e tentou métodos alternativos. E eu também, reuni muitas informações de bibliotecas e da Internet.

A minha mãe e eu fomos obrigadas, por assim dizer, a ter uma dieta mais saudável e a participar de atividades físicas. Hoje estamos felizes em compartilhar nossos segredos de sucesso. Nós acreditamos firmemente que você também pode se tornar livre de diabetes, e o mais importante, de uma forma natural!

DIABETES: O PODEROSO DESTRUIDOR

Ainda no século XIX, o diabetes era pouco conhecido. Entretanto, esta doença tornou-se uma verdadeira epidemia. Simplificando, diabetes significa que o corpo é incapaz de digerir carboidratos e açúcar. Isto pode parecer inofensivo, mas não é. Afinal, esta doença mata 6 pessoas – por segundo!

Aproximadamente 250 milhões de pessoas em todo o mundo, sofrem de diabetes. Isto faz dela, a quarta causa mais comum de morte. Só nos EUA, mais de 23 milhões de pessoas são afetadas. É quase toda a população do Canadá. E estima-se que 5,7 milhões de americanos têm diabetes sem saberem. Outros 57 milhões de pessoas têm pré-diabetes.

E apesar dos números alarmantes, gastamos aproximadamente a mesma quantidade de dinheiro para suavizar as rugas faciais e embelezar nossos corpos, ao invés de cuidar da nossa saúde. É óbvio que estamos definindo mal as nossas prioridades!

Se você é uma pessoa com diabetes ou pré-diabetes, você deve se perguntar por que está assim. E também, por que, às vezes, você faz coisas que não são do seu melhor interesse.

Fuja da massa

O problema é que os sintomas de diabetes, muitas vezes, não são percebidos. Na verdade, cerca de um terço dos casos de diabetes, não são diagnosticados. E é por isso, que também o chamamos de "doença silenciosa". Abaixo estão algumas informações para te fazer pensar:

✓ Estima-se que o custo do tratamento de diabetes nos EUA duplicará para 336 bilhões de dólares nos próximos 25 anos.

✓ Ao mesmo tempo, o número de casos de diabetes, passará de 24 para 44 milhões.

✓ Atualmente, até mesmo as crianças morrem de diabetes tipo 2; sendo que no passado, isso só acontecia com pessoas mais velhas.

No entanto, você não precisa fazer parte destas estatísticas. Agora, você pode juntar-se a um número crescente de pessoas que escolheram inverter essa tendência, e viver de forma saudável.

Uma equação simples

> Quanto maior o seu peso, maior a probabilidade de desenvolver diabetes.
>
> A maioria dos casos de diabetes são resultado de alimentos calóricos e falta de exercício.

Estas informações são confirmadas pelo fato de que 80% dos pacientes de diabetes estão com sobrepeso. O que também significa, que o diabetes pode ser revertido perdendo peso, com uma dieta saudável e atividade física.

Esta mensagem está chegando cada vez mais nas pessoas. Graças à estilos de vida mais saudáveis e ativos, 30 a 40% menos pessoas morrem de diabetes hoje, do que há uma década atrás. Mas ainda há muitos que precisam mudar seu estilo de vida, para reverter ou prevenir o diabetes.

SOBRE DIABETES

Você pertence ao grupo de risco que está desenvolvendo diabetes? Então preste atenção aos sinais de aviso. Para um pré-diabético que tenha açúcar em excesso em seu sangue, mas ainda não tenha diabetes, sua maré pode mudar em questão de semanas.

Conheça os sintomas

O que é neuropatia diabética?
A neuropatia diabética é um dano nervoso causado pelo diabetes. Os sintomas podem ser: Dor, formigamento, dormência nas mãos, braços, pés e pernas. O coração, o trato digestivo e os órgãos sexuais também podem ser afetados.

Para diagnosticar diabetes, você também precisa conhecer os sintomas. Primeiro, preste atenção nas suas funções corporais: Você urina com mais frequência, embora beba a mesma quantidade que de costume, e depois culpa o café? Se sente cansado sem razão aparente? Os sintomas do diabetes podem facilmente ser mal interpretados. Os seguintes sintomas podem indicar diabetes tipo 1 ou 2:

- ✓ micção frequente
- ✓ boca seca / sensação frequente de sede
- ✓ fadiga
- ✓ irritabilidade
- ✓ fome voraz
- ✓ perda de peso
- ✓ visão turva
- ✓ feridas que só curam lentamente
- ✓ pele irritada ou com prurido
- ✓ infecções fúngicas
- ✓ formigamento nas mãos e pés
- ✓ disfunção erétil

Compreendendo o diabetes

A vida é dura e exige muita energia de nós. Sem um fluxo constante de energia, morreríamos. Mesmo agora, que você se sentou e está lendo este guia, seu corpo está consumindo energia para fazer muitas tarefas ao mesmo tempo. O cérebro, o coração, os rins, os músculos, as células adiposas - tudo - precisam de uma certa quantidade de energia para funcionar.

E esta energia vem de nutrientes dos nossos alimentos, principalmente dos carboidratos e gorduras. Mas e se o corpo não conseguir fornecer estes nutrientes essenciais às células, órgãos e tecidos? Então temos diabetes.

A quebra e processamento de nutrientes, é algo que o sistema metabólico faz extraordinariamente bem em circunstâncias normais. Porque é para isso que ele existe. Mas se ele não cumprir esta tarefa, alguma forma de diabetes pode se desenvolver.

O diabetes é uma doença metabólica, em que o fornecimento de energia a partes individuais do corpo, é perturbado.

Glicose (açúcar) e insulina

A maior parte do que comemos é dividida em glicose. A glicose é uma forma de açúcar no nosso sangue. É o principal combustível para o nosso corpo. Quando a comida é digerida, a glicose entra no sangue. E o sangue transporta a glicose para todas as células do corpo. No entanto, a glicose não pode entrar nas células sem a insulina.

A insulina é um hormônio produzido pelo pâncreas e introduzido no sangue. Se o corpo não produzir insulina suficiente, ou se a insulina não funcionar corretamente, a glicose não pode entrar nas células. Em vez disso, ele fica preso no sangue; os níveis de glicose aumentam, causando diabetes.

> Se o seu corpo não conseguir processar ou armazenar açúcar no sangue normalmente, os seus órgãos, tecidos e células, não obterão a energia necessária para funcionar corretamente.

Os rins passam parte do açúcar no sangue para a urina. Mas nos diabéticos, a quantidade de glicose no sangue é muito alta (hiperglicemia). Isto pode ocorrer devido às seguintes causas:

✓ O corpo produz pouca ou nenhuma insulina.

✓ As células do corpo reagem mal à insulina.

Qualquer que seja a razão, se a insulina for incapaz de fornecer glicose às células, estas não recebem a energia que necessitam. E se está faltando energia, é lógico que você se sentirá cansado. Se a doença progridir, até mesmo o fígado, os rins e os olhos podem ser danificados. O diabetes é, na verdade, também a principal causa de amputações de membros, além dos acidentes.

Quem pode ter diabetes?

Qualquer pessoa, independentemente da idade, pode desenvolver diabetes. Qualquer pessoa pode maltratar seu corpo e danificar ou destruir as células que produzem insulina.

Enquanto os desencadeadores de diabetes ainda estão sendo descobertos pelos pesquisadores, já existem vários fatores de risco que podem desencadeá-lo:

✓ **Excesso de peso:** mais de 80% dos diabéticos do tipo 2, têm excesso de peso. Quanto maior for o sobrepeso, maior é o risco.

✓ **Hereditariedade:** se alguém em sua família tem diabetes, seu risco aumenta.

✓ **Etnia:** se você não é branco, o risco é maior. Os investigadores ainda não descobriram porque é que isto acontece. Mas o fato é que o diabetes se espalha mais rapidamente entre afro-americanos, latinos, indianos, asiáticos e pessoas das ilhas do Pacífico.

✓ **Idade:** aproximadamente 90% dos casos de diabetes são do tipo 2. Antigamente, pessoas com mais de 40 anos eram afetadas. Mas, hoje em dia, ele também afeta frequentemente as crianças e os jovens adultos. No entanto, ainda é verdade que, quanto mais velho você for, maior será o risco.

✓ **Gravidez:** algumas mulheres desenvolvem um tipo temporário de diabetes durante a gravidez. O diabetes gestacional, geralmente desaparece após o parto. Entretanto, as mulheres que tiveram este tipo de diabetes ou um bebê grande, são mais prováveis de desenvolver o diabetes tipo 2 futuramente.

✓ **Outros:** pessoas que sofrem de doença vascular, síndrome dos ovários policísticos (um distúrbio hormonal que causa aumento do volume de ovários com pequenos cistos nas bordas externas), esquizofrenia ou acanthosis nigricans (uma doença de pele com pele escura, espessa e aveludada nas dobras cutâneas) também têm um risco maior.

Os três tipos mais comuns de diabetes

Diabetes tipo 1	Der Körper produziert kein Insulin.
Diabetes tipo 2	Der Körper produziert zu wenig Insulin oder das Insulin erfüllt seine Aufgabe nicht.
Diabetes gestacional	O diabetes só se desenvolve temporariamente durante a gravidez. Normalmente desaparece por si só.

O diabetes tipo 1 e 2 são crônicos.

Diabetes tipo 1

O tipo 1 já foi conhecido como diabetes juvenil. De fato, o tipo 1 é diagnosticado principalmente em crianças e adolescentes. Mas pode ocorrer em qualquer idade. Os pacientes do tipo 1 são bastante magros. O tipo 1 destrói as células do pâncreas que produzem insulina.

Como resultado, nenhuma insulina é produzida, e o nível de açúcar no sangue aumenta. Globalmente, o tipo 1 representa entre 5% a 10% de todos os casos de diabetes. O motivo de certas pessoas perderem estas células importantes, ainda não foi descoberto. Portanto, você pode tratar e viver bem com o diabetes do tipo 1, mas você ainda não pode preveni-lo.

Para compensar a deficiência de insulina, a insulina deve ser fornecida artificialmente (seringa, bomba, inalador). Graças às terapias com insulina e outros tratamentos, os diabéticos do tipo 1, podem lidar muito bem com a sua doença e viver vidas longas e felizes.

Injeções de insulina, medicamentos, uma dieta saudável e exercício físico, podem baixar os níveis de açúcar no sangue. **Uma dieta saudável pode até torná-lo menos dependente de insulina artificial e medicamentos.**

A atriz Mary Tyler Moore, é uma das muitas pessoas bem sucedidas, que mostram que você pode ter uma vida produtiva, mesmo com diabetes.

Diabetes tipo 2

Os diabéticos do tipo 2, são majoritariamente grupos com excesso de peso e grupos etários mais velhos. Mas também ocorre, cada vez mais, em pessoas jovens com excesso de peso. O tipo 2 é causado por deficiência de insulina. Como o pâncreas não produz insulina suficiente, o nível de glicose no sangue aumenta. Ao contrário do tipo 1, o tipo 2 depende apenas do seu **estilo de vida.**

Você tem pré-diabetes ou diabetes do tipo 2?

Então mude o seu estilo de vida e dieta. Isto pode prevenir ou reverter o diabetes.

O maior erro que você pode cometer no tipo 2, é esperar. Sim, é possível reverter o diabetes. Mas quanto mais você espera, mais tempo demora e os danos podem aumentar. Aqui está um exemplo:

Ron Smith tinha excesso de peso e levava uma vida confortável. Como resultado, ele foi diagnosticado com diabetes tipo 2. Foi um diagnóstico sério para ele. Pois ele estava apenas na casa dos 40 anos, e o seu pai já havia falecido devido às consequências do diabetes tipo 2.

Ron começou a adicionar mais frutas, vegetais e grãos à sua dieta, e banir os alimentos processados. Todos os dias, ele fazia exercícios e tomava medicação para regular o açúcar no sangue. Após três anos, o nível de glicose dele saiu do nível de alto risco.

A aprendizagem é clara: quanto mais cedo você escolher um estilo de vida mais saudável, mais rápido e melhor você se recuperará.

Pré-diabetes

Pré-diabetes é o precursor do diabetes real. Deve ser um aviso para mudar o seu estilo de vida. Pelo menos alguns sintomas de diabetes começam a aparecer durante esta fase, por exemplo: sede extrema, feridas que não se curam e micção frequente. Todos estes, são sinais de que o seu corpo está se tornando gradualmente resistente à insulina. Isso quer dizer que está na hora de tomar as medidas necessárias.

Uma dieta que contém muita gordura e carboidratos, mas pouca fibra, mais cedo ou mais tarde, leva a doenças. Ter sobrepeso e comer muito fast food, aumenta consideravelmente o risco de diabetes.

Se você suspeitar que você tem pré-diabetes, você deve consultar um médico imediatamente.

> Segundo o *National Institute of Health,* um teor de glicose de 100 mg por decilitro é normal.
>
> Pessoas com valores entre 100 e 126 mg, podem ter pré-diabetes e correr o risco de desenvolver diabetes.
>
> Em 126 mg e acima, a diabetes está quase certamente presente.

Mas não se desespere! Faça os testes necessários para se certificar, e tome as medidas necessárias.

Verifique também se o seu nível de açúcar no sangue está abaixo do normal (hipoglicemia). Um teste que mede o nível de insulina e da proteína chamada peptídeo C, pode ser combinado com um teste de glicose, para determinar a causa da hipoglicemia.

DIAGNÓSTICO: DIABETES

O Diabetes é um sinal de aviso do corpo. Você pode reverter esse processo, que muitas pessoas realmente conseguiram reverter.

Se você tem o diabetes do tipo 1 ou do tipo 2, a nutrição apropriada combinada com o exercício físico, definitivamente o fará menos dependente de injeções de insulina e de medicamentos. E se você ainda estiver na fase do pré-diabetes, você pode evitar o perigo facilmente.

> Há mais e mais evidências, de que o diabetes pode ser derrotado por dietas naturais. Os passos nesta direção funcionam para muitos diabéticos e pré-diabéticos.

No início, uma mudança no estilo de vida, pode parecer como se você estivesse navegando contra um vento forte. Mas depois de colocar as velas corretamente, você estará acelerando, a todo o vapor, em direção à saúde.

Objetivo 1: estabilizar os níveis de açúcar no sangue

Normalmente, o nível de açúcar no sangue aumenta ligeiramente depois de comer. E a glicose, provém principalmente de carboidratos (arroz, pão, etc.). Você deve se alertar aos seguintes valores:

- ✓ mais de 125: **hiperglicemia** (excesso de açúcar no sangue)
- ✓ menos de 100: **hipoglicemia** (falta de açúcar no sangue)

> A medida mais importante para manter o diabetes sob controle, é baixar os níveis de açúcar no sangue. Você pode conseguir isso com medicamentos, mas também com métodos naturais.

Carboidratos e diabetes

Os diabéticos devem prestar atenção ao que, quanto e quantas vezes comem. Os carboidratos são a principal fonte de glicose.

Os alimentos que contêm muitos carboidratos são: açúcar, alimentos ricos em amido, como batatas e massas, alimentos que contenham cereais, tais como pão e flocos de cereais.

Os carboidratos também podem ser encontrados em produtos lácteos, frutas, vegetais e bebidas.

Para que o diabetes fique sob controle, você não precisa necessariamente cortar todos esses alimentos de sua dieta. Na verdade, muitos deles contêm nutrientes importantes. Mas é preciso controlar rigorosamente a sua ingestão. Você também deve fazer outras coisas para equilibrar o consumo de carboidratos, como exercícios físicos.

Também é importante reduzir a inflamação no corpo. Somente isto, tem ajudado muitas pessoas a superar o diabetes do tipo 2.

Muitos diabéticos podem também desfrutar de um pedaço de bolo. Não se pode exagerar, e a quantidade de carboidratos e calorias, deve ser incorporada na necessidade diária.

Isto é parte de uma boa gestão do diabetes. Mas para inverter o diabetes, é claro que são necessárias medidas mais rigorosas.

Com que frequência se deve medir a glicose?

Ao medir seu nível de glicose regularmente, você manterá o rumo. A escolha e a precisão dos testes estão constantemente melhorando. Graças aos avanços tecnológicos, tanto a medição como a injeção de insulina tornaram-se mais confortáveis. A frequência com que você deve medi-la é:

- ✓ Tipo 1: uma vez ao dia
- ✓ Tipo 2: várias vezes ao dia
- ✓ Quando o corpo está desequilibrado (devido a doença, etc.): a cada poucas horas
- ✓ Pré-diabetes: de acordo com o médico

Para dar o exemplo da minha mãe outra vez: Ela conseguiu reduzir a dose de seus comprimidos de insulina, até não precisar mais deles. Ela conseguiu fazer isto mantendo a sua dieta (pouco carboidrato e muita fibra, combinado com exercícios moderados). Ela também tomou as medidas necessárias para o problema da inflamação.

Hoje em dia, ela mede o seu nível de glicose apenas uma vez ao dia, antes do café da manhã.

Pode acontecer, de vez em quando, dela se sentir um pouco fraca. Então, ela faz uma medição adicional, que quase certamente lhe mostrará que o valor está muito baixo. Ela então, se dá um pequeno impulso de açúcar (por exemplo, com um copo de suco de laranja ou um pouco de doce), e a glicose é imediatamente restabelecida.

A cada quatro meses, a minha mãe também vai ao médico para um exame geral. Isto pode ser exagerado, mas é melhor prevenir do que remediar.

Visão geral dos exames

Existem vários testes de glicose, como por exemplo:

- ✓ **Glicemia em jejum:** este autoteste mede a glicose com o estômago vazio (pelo menos 8 horas desde a última refeição). Ele mostra como foi a sua alimentação no dia anterior, e o que você precisa dar ao seu corpo. O exame pode não ser tão preciso como os outros, mas é suficiente para muitos.
- ✓ **Teste de tolerância à glicose oral:** indica pré-diabetes e diabetes. Você bebe um líquido que contém glicose e depois faz uma série de medições. Este teste também pode ser usado para determinar o diabetes gestacional.
- ✓ **Testes de urina:** embora não substituam os testes de glicose, eles podem ser usados como um suplemento. Eles também são usados, quando o custo e a disponibilidade dos testes de glicose, são um fator a ser considerado. As amostras de urina são precisas, quando os níveis de glicose no sangue estão altos, mas não necessariamente em outras circunstâncias. Os medicamentos também podem afetar a amostra de urina.

✓ **Teste de hemoglobina glicada (A1c):** com este teste, você mede a glicose várias vezes por ano e, assim, determina o valor médio de açúcar no sangue.

Existem também outros métodos de medição. Discuta com o seu médico qual é o melhor teste para você e como usá-lo.

Índice de massa corporal (IMC)

O IMC não indica especificamente o diabetes, mas pode ajudar a determinar o risco. Muitas pessoas com excesso de peso, desenvolvem diabetes.

O IMC mede o peso corporal em relação à altura. Se você estiver fora da faixa normal, você deve conversar com um médico e fazer o teste de diabetes. Isto é ainda mais verdadeiro, se você notar sintomas de diabetes. Mude também a sua dieta e torne-se ativo.

MEDIDORES DE GLICEMIA

Um aparelho de medição adequado, faz parte de um tratamento eficaz do diabetes. Os dispositivos estão disponíveis em farmácias, entre outros locais. Aprenda a usar corretamente o seu dispositivo, para obter resultados de medição precisos.

Existem vários dispositivos no mercado, portanto a escolha pode ser difícil. Os seguintes critérios são decisivos:

- largura de banda de medição
- velocidade do teste
- preço
- tiras de teste
- informações de medição
- fácil operação

E não se esqueça de procurar o conselho de um médico ou profissional competente, antes de comprar qualquer dispositivo.

INSULINOTERAPIA

Toda a vida humana e animal requer insulina. Se o corpo não a produzir, ela deve ser fornecida do exterior. Graças à Deus, a insulinoterapia já não é tão drástica como costumava ser.

Mas também há maneiras de reduzir ou eliminar a insulina artificial. Você pode ler mais sobre isso nos capítulos seguintes.

Administrar a insulina

✓ A insulina é essencial para diabéticos do tipo 1 e, às vezes, também é necessária para diabéticos do tipo 2.

✓ As injeções de insulina são as mais comuns. No entanto, também existem alternativas, como canetas e bombas de insulina.

✓ A insulina deve ser sempre injetada na mesma região do corpo, mas nem sempre, exatamente no mesmo local.

✓ A administração de insulina deve ser coordenada com as refeições, para que a glicose possa realizar sua tarefa de forma eficiente.

Manter o equilíbrio

Com ajuda profissional, os diabéticos logo encontrarão uma rotina que mantém a sua glicemia, mais ou menos, em níveis normais. Na maior parte do tempo, você se sentirá muito bem. Mas se o nível cair muito (hipoglicemia), você pode se sentir fraco e confuso. No entanto, se subir muito, você pode se sentir agitado. E precisará ter cuidado para não cair em um coma diabético.

✓ **Tipo 1:** diabéticos desse tipo geralmente começam com duas injeções de insulina por dia (dois tipos de insulina), e depois aumentam para três ou quatro injeções de diferentes tipos de insulina. A injeção de insulina depende dos níveis de açúcar no sangue. Estudos mostraram que, três ou quatro doses de insulina por dia, dão os melhores resultados e podem prevenir ou retardar danos futuros.

✓ **Tipo 2:** A maioria dos diabéticos do tipo 2 (que não usam métodos naturais), precisa de uma injeção por dia, sem comprimidos de diabetes. Outros requerem uma injeção à noite, juntamente com comprimidos. Às vezes, os comprimidos de diabetes perdem seu efeito, exigindo duas doses por dia ou mais (com diferentes tipos de insulina).

Tipos de insulina

Existem vários tipos de insulina que cobrem as necessidades individuais dos pacientes. Os tratamentos podem ser combinados, dependendo da situação.

Além disso, foram introduzidas novas técnicas para tornar o tratamento mais agradável (por exemplo, bombas).

As seringas de insulina são baratas e fáceis de transportar. Por outro lado, é preciso alguma prática para usá-las e dosá-las corretamente.

As canetas de insulina são fáceis de manusear e também fáceis de transportar. No entanto, eles podem não ser adequadas para todos os tipos de insulina. São ideais para doses menores, e também, são mais fáceis de usar do que as seringas.

Inalar insulina é uma alternativa muito confortável. No entanto, esta forma ainda não se estabeleceu totalmente.

As bombas de insulina melhoraram a vida de muitos diabéticos. A insulina é administrada continuamente através de uma agulha. A bomba pode ser programada para que, por exemplo, seja acionado um impulso adicional de insulina nas refeições.

Os dispositivos mais avançados, não só fornecem insulina, mas também medem os níveis de glicemia ao mesmo tempo. Isto poupa a gestão diária da insulina.

Lamentavelmente, não existe um único tratamento para o diabetes. Você se torna seu próprio experimento científico, e tem que encontrar seu próprio caminho. Dependendo da situação, você deve tomar vitaminas também. Cada caso é individual. Mas fale sempre com o seu médico antes de fazer qualquer (nova) coisa.

INFLAMAÇÕES

Pergunte a dez pessoas na rua o que causa diabetes, e você provavelmente ouvirá dez respostas diferentes. Muitas pessoas assumem que as causas são a obesidade, a falta de exercício e o excesso de açúcar. Isso é verdade, mas não é toda a verdade.

Há outra razão, menos conhecida, que está cientificamente comprovada e é absolutamente curável:

Inflamações

As inflamações desempenham um papel importante nas doenças da civilização, como a doença de Alzheimer, a doença cardíaca ou o diabetes.

Praticamente todos nós já tivemos uma inflamação (batida no dedo do pé, braço quebrado, ou algo mais sério) em algum momento de nossas vidas. De repente, a parte afetada do corpo inchou como um balão. Porque é que o nosso corpo reage assim? O que está acontecendo?

As inflamações não são mais do que policiais da saúde, um mecanismo de cura. Como a polícia, bombeiros ou ambulância, eles correm para onde o corpo precisa de ajuda. Esta equipe de emergência consiste em células especiais, os macrófagos. E as células que regulam os macrófagos são chamadas citocinas.

Tal como as verdadeiras equipes de emergência, os macrófagos também têm tarefas diferentes: alguns são policiais armados que prendem os bandidos. Outros são paramédicos que cuidam das feridas.

Normalmente, as citocinas coordenam bem o uso dos macrófagos e só os enviam quando chega uma chamada de emergência. E isso é algo muito importante.

Dois tipos de inflamação

A inflamação aguda é geralmente vista e sentida. É a reação a uma lesão ou outro dano físico. As características típicas de uma inflamação são: a pele fica avermelhada e inchada, dói, a parte do corpo aquece e já não é funcional.

A inflamação aguda é, na verdade, uma coisa boa. No entanto, a tratamos com ligaduras frias, etc., o que é realmente ruim. Acontece que o gelo abranda o processo de cura. Por outro lado, não fazemos nada acerca da inflamação crônica, que é prejucial. Portanto, em ambos os casos, fazemos o contrário do que devíamos fazer.

As inflamações crônicas são a raiz do diabetes. Ocorrem quando as citocinas não funcionam corretamente. Isto significa que o corpo se danifica em vez de se curar. Em vez de repelir os invasores, rende-se a eles. Em vez de se manter saudável, causa caos.

A ilustração seguinte mostra isto: um incêndio irrompe na sua cozinha e se espalha rapidamente para outras partes da casa. Você chama os bombeiros. Quando eles chegam, batem em todas as portas e jogam água por toda a casa, até que o fogo se apague. Até agora tudo está normal.

Mas em vez de regressarem à sua base, os bombeiros ficam na sua casa. Continuam a jogar água à sua volta e a destruir tudo em seu caminho. Isto é quase o mesmo que uma inflamação crônica. Em outras palavras, uma inflamação crônica é uma inflamação que funciona 24 horas por dia. E isso são péssimas notícias para o corpo.

Diabetes e inflamação

Não é que uma inflamação cause diabetes. Em vez disso, o diabetes é uma inflamação, apenas numa forma ligeiramente diferente. Um estudo da Freie Universität Berlin (publicado em Diabetes, março de 2003) examinou o risco de diabetes do tipo 2 em pessoas com diferentes inflamações. Acontece que um alto nível de citocinas IL-6 aumenta o risco em mais de 2,5 vezes!

E é assim que uma inflamação crônica contribui para o diabetes:

✓ Para manter a glicemia sob controle, as células devem responder o melhor possível à insulina. Esta é a chave. Mas existem citocinas e macrófagos que literalmente bloqueiam o caminho da insulina. Impedem-no de transportar o açucar sanguíneo para as células.

✓ As células beta são a fábrica de insulina no pâncreas. Elas também podem produzir mais insulina se forem resistentes à insulina. No entanto, isso não é possível se o corpo está lutando contra a inflamação. As inflamações atacam as células beta.

Ainda pior, é o fato de que um nível elevado de glicemia causada pela inflamação prolongada, leva a um círculo vicioso. E fugir dele é muito difícil.

O círculo vicioso da inflamação

A razão pela qual tantos programas de gerência do diabetes não funcionam, é porque focalizam demais em níveis de glicose do sangue. Claro, isto é importante. Mas se você quiser que seu diabetes do tipo 2 desapareça completamente, você precisa considerar também outras coisas.

Injeções, medicamentos, medidas, etc. fazem parte do tratamento do diabetes. Mas é um simples tratamento, e não uma cura. Nenhum comprimido vai tirá-lo do círculo vicioso da inflamação. O que é este círculo vicioso? É a razão mais comum dos diabéticos do tipo 2 permanecerem diabéticos para o resto de suas vidas. Câncer, doenças cardíacas e outras doenças crônicas podem ser derrotados, mas o diabetes do tipo 2 é basicamente vitalício. Outras doenças não têm um círculo vicioso como o diabetes.

As inflamações tornam a insulina (mesmo aquela que se injeta) menos eficaz, e destroem a produção natural de insulina. Pior ainda, o alto nível de glicose causado pela inflamação, aumenta ainda mais a inflamação. Este é o círculo vicioso do qual quase não há escapatória. Essa é a má notícia.

Mas há também uma boa: se você combater as inflamações, você pode quebrar o círculo e reverter o diabetes.

Quebrando o círculo vicioso para sempre

Devo avisá-lo que muitos dos conselhos que lhe dou aqui, podem parecer estranhos. Mas fique atento: há base científica para tudo - além da experiência pessoal da minha mãe e de diversos clientes. Pode parecer estranho, porque a medicina em geral, coloca mais ênfase no tratamento do que no combate às causas.

Não se engane: Se você se livrar das suas inflamações, você quase certamente, se livrará do seu diabetes.

Exercício: o anti-inflamatório

No capítulo Mexam-se!, vou falar mais detalhadamente sobre atividades físicas e dicas de segurança. Antes de iniciar o treino intensivo, leia primeiro o capítulo Mexam-se! e discuta-o com o seu médico. Aqui estão algumas informações básicas sobre como você pode usar exercícios como sua arma principal contra as inflamações.

Um estudo em grande escala revelou que, quanto mais ativa uma pessoa era, menos inflamação ela tinha. Isto não é surpreendente. O que surpreendeu os pesquisadores, no entanto, foi o quão grande era a diferença. O grau de inflamação dos esportistas era menos da metade do que o grau dos "preguiçosos".

Outro estudo no Brasil quis descobrir como o esporte afeta os importantes promotores de inflamação. O programa de exercícios incluiu 30 minutos de atividade, seis dias por semana. Após seis semanas, os participantes tiveram significativamente menos inflamação. Citocinas importantes como IL-6 e proteínas c-reativas diminuíram 86% e 41%, respectivamente. E apenas, através de 30 minutos de exercício por dia.

Quanto você precisa se exercitar para ter resultados? Menos do que você imagina. Saiba mais no capítulo Mexam-se!. O treinamento eficaz inclui exercícios de resistência e força. Estudos mostram que as pessoas que fazem ambos, tendem a ter menos inflamações. O treinamento de força também torna os músculos mais sensíveis à insulina, reduzindo ainda mais os níveis de glicose.

Reduzindo a gordura

Talvez você ache que a gordura em volta do seu estômago é apenas uma camada esponjosa. Durante muito tempo, os cientistas pensaram a mesma coisa. Mas pesquisas recentes mostraram que a gordura corporal não é apenas energia armazenada, mas uma enorme fábrica de hormônios.

Por muitos anos, nos perguntavámos porque as pessoas com excesso de peso eram mais suscetíveis ao diabetes. Mas a resposta não estava clara. A descoberta ocorreu no final da década de 1990: a gordura promove o diabetes. E porquê? Porque promove a inflamação.

A gordura aumenta a inflamação de duas maneiras:

1. Primeiro, ela bombeia citocinas inflamatórias para o corpo. Em pequenas doses (como em pessoas magras), estas citocinas não causam tantos danos. Mas quando a gordura é muito grande, as células adiposas tornam-se uma verdadeira fábrica, bombeando citocinas como se não houvesse amanhã.

2. Existe um processo no corpo que envolve um tipo de gordura corporal especial, conhecida como gordura visceral. A gordura visceral esconde-se profundamente dentro do corpo. A gordura que se acumula no quadril, não é a gordura visceral. Esta

é a gordura subcutânea, muito menos perigosa, pois ela produz muito menos inflamação do que a gordura visceral. Porém o mais preocupante, é que a gordura visceral atrai e prende as células imunes do corpo. E quando isso acontece, as células imunes fazem uma chamada de emergência - e as inflamações intensificam-se. Isto, por sua vez, atrai ainda mais as células imunes, fazendo da inflamação, uma espiral ascendente. É por isso que a lipoaspiração não faz muito bem. Pois ela apenas remove a gordura subcutânea, não a gordura visceral que está por trás dela.

A circunferência do quadril é um fator de risco independente para o diabetes do tipo 2. Isto significa que, mesmo que o índice de massa corporal (IMC) seja normal, ter uma barriga grande torna a diabetes mais provável. A razão: A maior parte da gordura visceral está localizada na área do quadril. Então diminua o quadril e a gordura visceral, e faça da inflamação uma coisa do passado.

A maneira mais fácil de perder peso é comer menos e mover-se mais. Reduza um pouco as suas porções, escolha alimentos saudáveis e faça um pouco de exercício todos os dias. Isto vai ajudá-lo a longo prazo. Porém, há também alguns truques para reduzir a gordura abdominal.

No capítulo Mexam-se! apresento um exercício cardiovascular particularmente bem sucedido: Tabata. Tabata oferece uma série de vantagens. Mas acima de tudo, combate a gordura corporal. De acordo com um estudo da Universidade de Glasgow, Tabata supera outros métodos de redução de peso e gordura e riscos cardiovasculares:

Tabata praticamente paralisou a produção de gordura. De fato, o grupo de Tabata reduziu muito mais gordura do quadril, do que o grupo que treinou normalmente na esteira.

Índice glicêmico

O índice glicêmico (IG) é muito importante para manter o açúcar no sangue sob controle. Em resumo, o IG indica a rapidez com que um alimento é digerido e convertido em glicose. Em geral, você deve escolher alimentos com um IG médio ou baixo. Claro que isto não significa que nunca se deva comer algo com um IG alto. Apenas esteja atento para que ele seja moderado. E quanto mais baixo, melhor.

O IG baixo tem outra vantagem: menos gordura abdominal e inflamação.

Tendo diabetes ou não, se você comer algo com um IG alto (como um doce), seu nível de glicose irá subir drasticamente (mas para os diabéticos, é claro, isso tem um impacto maior). E assim, o seu corpo reage com a sua equipe de emergência, as citocinas.

Descobriu-se que uma dieta de alto IG produz uma quantidade perigosamente elevada de citocinas (proteína c-reativa). Isto influencia o nível de açúcar no sangue direta e indiretamente. Portanto, é importante prestar atenção ao índice glicêmico, que **é um dos passos mais importantes na luta contra o diabetes.**

A conexão entre IG e inflamações é – literalmente – mais profunda do que o processo que acabo de descrever. Se você tiver um nível de glicemia extremamente elevado, o seu corpo fará tudo o que estiver ao seu alcance para o normalizar. No seu desespero, irá então colocar o excesso de glicose por todos os lados.

A maneira mais rápida de fazer isto, é simplesmente empurrar o açúcar do sangue no depósito de gordura, isto é no estômago. Isto foi confirmado por um estudo com cerca de 450 homens e mulheres publicado no *American Journal of Clinical Nutrition:* aqueles que comeram alimentos com um IG baixo, como vegetais e grãos inteiros, tinham uma cintura muito mais estreita do que aqueles que consumiram alimentos com um IG alto, como batatas, pão branco e refrigerantes.

Você pode encontrar uma tabela do índice glicêmico aqui:

www.musculacao.net/tabela-de-indice-glicemico-dos-alimentos

É extremamente importante que você siga meu plano de 3 etapas (descrito em um capítulo mais adiante). Sua finalidade é abordar a causa raiz do diabetes: inflamações.

Mas primeiramente, eu gostaria de introduzir alguns alimentos que lutam diretamente contra a inflamação. E isso leva-nos em primeiro lugar ao:

Ômega-3

Os ácidos graxos ômega-3, são um dos poucos "superalimentos" que podem reduzir o risco de uma variedade de doenças, como doenças cardiovasculares, depressão clínica ou hipertensão. A relação entre o consumo de ômega-3 e as doenças cardíacas é particularmente óbvia. E considerando que os diabéticos correm o dobro do risco para doença cardíaca, em relação a população em geral, este fato por si só deveria incentivá-lo a pegar o peixe mais próximo.

Primeiro, alguns conceitos básicos sobre ácidos graxos ômega-3: muitas pessoas temem a gordura, porque acham que ela engorda ou promove doenças cardíacas.

Mas os ácidos graxos ômega-3 certamente não se enquadram nessa categoria. Ômega-3 é um tipo especial de gordura que seu corpo precisa, em pequenas doses, para funcionar perfeitamente. Na verdade, o seu cérebro consiste principalmente em ácidos graxos ômega-3! No entanto, se você não consumir ácidos graxos ômega-3 o suficiente, seu corpo será forçado a usar ácidos graxos ômega-6 de qualidade inferior. Esta é uma das razões pelas quais a pouca ingestão de ômega-3 está associada à depressão. É um caso literal de "você é o que você come".

No entanto, existem dois tipos diferentes de ácidos graxos ômega-3, que não são produzidos igualmente.

Alguns são encontrados em espécies de moluscos e peixes, como salmão, arenque e cavala. Este tipo de ômega-3, consiste em dois compostos relacionados, conhecidos como ácido eicosapentaenóico (abreviatura em inglês: EPA) e ácido docosahexaenóico (abreviatura em inglês: DHA). O seu corpo adora este tipo de ômega-3, porque o absorve e utiliza muito bem. Quando ômega-3 é mencionado, se trata principalmente de EPA e DHA.

O segundo tipo de ômega-3, ácido alfalinolênico (abreviatura em inglês: ALA), é encontrado principalmente em plantas como linhaça, nozes, soja e leguminosas. Embora o ALA seja saudável e seguro, não é tão eficaz como o EPA e o DHA.

E por que?

O ALA é inútil para o corpo. Para que funcione, precisa ser convertido em EPA e DHA no corpo. Por alguma razão (os cientistas não sabem bem porquê), o nosso corpo quase não consegue fazer isto.

Também se descobriu que as mulheres e os jovens, geralmente convertem melhor o ALA em EPA e DHA. Estudos sugerem que menos de 10% do ALA que você consome é realmente usado pelo corpo. Pesquisas também mostraram que o diabetes interfere na conversão do ALA para EPA e DHA - tornando o ALA ainda menos eficaz.

Portanto, se você não gosta de peixe e está à procura de uma alternativa, a solução não pode ser consumir apenas ALA. Em vez disso, utilize cápsulas de óleo de peixe de alta qualidade. Eles não têm gosto de peixe e dão-lhe o importante EPA e DHA.

Além disso, consuma alimentos ricos em ALA em abundância, para complementar os ácidos graxos ômega-3. Se você comer quatro ou mais porções de linhaça e muitas nozes e soja, você pode ser capaz de alcançar seus colegas comedores de peixe.

Um estudo de *Shanghai Institute of Biosciences*, mostrou que a linhaça reduz significativamente a inflamação nos diabéticos do tipo 2. Portanto, o ALA ajuda. No entanto, têm de ser consumido em grandes quantidades para se obter um benefício real.

Mas quando se trata de combater inflamações, o EPA e o DHA são uma verdadeira equipe sem igual. Estas duas substâncias reduzem de forma rápida e significativa as inflamações e melhoram o nível de açúcar no sangue. Um artigo publicado na revista *Lipids in Health and Disease* mostra como os ácidos graxos ômega-3 podem inibir inflamações.

O artigo descreve como os ácidos graxos ômega-3 estão envolvidos na produção de células imunes. Os nutrientes que você ingere, são usados pelo seu corpo para formar células - e o seu sistema imunológico não é exceção. Então, você pode ver mais uma vez que: **você é o que você come.**

O x da questão é: o seu corpo produzir células imunes que reduzem ou aumentam as inflamações, depende quase inteiramente da gordura em sua dieta. Os ácidos graxos ômega-3, são geralmente convertidos em gorduras que acalmam o corpo e reduzem as inflamações.

Os outros tipos de gordura, são precursoras das citocinas ruins, das quais falamos um pouco antes. O artigo acrescenta que as gorduras na sua dieta realmente competem entre si. Por isso, coma mais ácidos graxos ômega-3; assim, você está impedindo que as outras gorduras se transformem em citocinas (é como se você estivesse impedindo que alguém entrasse na rodovia).

Outro estudo (publicado no *Journal of Nutrition and Disease*) descobriu que os suplementos de ômega-3 do óleo de peixe reduzem as inflamações. Neste estudo, um grupo de homens com excesso de peso recebeu óleo de peixe rico em ômega-3 ou um placebo. Somente com o óleo de peixe (os sujeitos não fizeram dieta ou exercício durante o estudo), eles conseguiram reduzir as suas inflamações em mais de 20% em apenas 8 dias!

Isso é realmente poderoso. Imagine: você pode reduzir a causa principal do seu diabetes em quase um quarto, simplesmente tomando algumas cápsulas de óleo de peixe. Este é o incrível poder do ômega-3.

Se você não quiser tomar suplementos, tudo bem. Você pode obter todos os ácidos graxos ômega-3 na sua dieta normal. Para fazer isso, no entanto, você deve selecionar suas fontes de ômega-3 cuidadosamente. Por quê? Porque a quantidade de ácidos graxos ômega-3 nos peixes varia muito. Simplesmente comer mais peixe não fornece automaticamente ômega-3 suficiente ao seu corpo. Por exemplo, a cavala contém mais de 20 vezes ômega-3 do que o linguado.

Aqui está uma lista das espécies de peixes com as maiores concentrações de ômega-3:

- atum
- cavala
- salmão
- truta
- alabote
- bacalhau
- robalo
- sardinha

Muitas pessoas estão preocupadas com os efeitos dos venenos (por exemplo, o mercúrio) na sua saúde - e com razão. O mercúrio é uma neurotoxina poderosa. Os peixes estão sob ameaça, devido aos seus altos níveis de poluentes. No entanto, a crítica parece excessiva. Exceto em relação as crianças e as mulheres grávidas, que realmente devem ter cuidado. Caso contrário, é pouco provável que comer peixe algumas vezes por semana seja prejudicial. Na minha opinião, os efeitos positivos do ômega 3 superam os efeitos negativos.

No entanto, se você está realmente preocupado, lembre-se que há muitos peixes que estão carregados de ômega-3, e não contêm muito mercúrio. O salmão, a carpa, o bacalhau, o robalo e as sardinhas, por exemplo, todos tem pouco mercúrio. Por outro lado, talvez seja melhor evitar o peixe-espada e o tubarão, por exemplo. Pois são as espécies de peixes com as mais elevadas concentrações de mercúrio.

Outro ponto é a escolha entre peixes selvagens ou criados em cativeiro. Estudos mostram que os peixes selvagens, contêm significativamente mais ômega-3 e menos mercúrio. Pois os peixes criados em cativeiro são mantidos em espaços confinados e acumulam toxinas muito rapidamente. Eles tendem a comer-se uns aos outros. E além disso, sua alimentação deixa muito a desejar. De modo que, no final, não sejam tão ricos em ômega-3 como os peixes selvagens. Ou como Michael Holick diz em seu livro: "Você é o que a sua comida come".

Ômega-3 e o esporte

Um benefício recentemente descoberto dos ácidos graxos ômega-3 é a sua capacidade de decompor a gordura corporal - especialmente a gordura visceral inflamatória e desagradável.

Outro estudo (*American Journal of Clinical Nutrition*, maio de 2007) testou o efeito dos suplementos de óleo de peixe e do esporte na perda de gordura. Os pesquisadores descobriram que suplementos de óleo de peixe e exercícios regulares, reduzem a gordura corporal e melhoram a saúde cardiovascular e metabólica. Em outras palavras, exercício físico e óleo de peixe queimam gordura de forma independente. **Mas juntos são imbatíveis!**

Relação ômega-6/ômega-3

Os ácidos graxos ômega-3 (em particular EPA e DHA) vão ajudar a reduzir as inflamações e reverter o seu diabetes. No entanto, isto por si só, pode não ser suficiente. Se este for o seu caso (ou se você quiser acelerar o processo), você deve considerar excluir um tipo de gordura inflamatória.

Neste contexto, a relação ômega-6/ômega-3 é um tema relevante. Em suma, ele descreve as quantidades de cada tipo de gordura que ingerimos.

Muitas pessoas consomem quantidades extremamente elevadas de ácidos graxos ômega-6 e baixas quantidades de ácidos graxos ômega-3. Os cientistas ainda estão trabalhando na análise matemática. Mas uma coisa é certa: dietas com uma proporção ômega-6/ômega-3 de aproximadamente 2:1, tem taxas de inflamação significativamente mais baixas, do que aquelas que consomem enormes quantidades de ômega-6, em comparação com ômega-3. Muitas vezes, a proporção é de cerca de 20:1, o que é um valor extremamente insalubre.

O equilíbrio de ômega-6/ômega-3 é importante. Ômega-6 são as gorduras com as quais os ômega-3 competem para produzir novas células imunes. Se houver ômega-6 em excesso, seu corpo emite citocinas como uma fábrica. Mas se você comer menos ômega-6 (e idealmente substituí-los com EPA e DHA), mais células imunes anti-inflamatórias serão produzidas.

De onde vêm toda essa gordura do ômega-6? A maioria vem de produtos de padaria, cereais, lanches e doces. O óleo de soja - que se encontra em quase todos os alimentos processados – é o principal contribuinte para os ácidos graxos ômega-6. Surpreendentemente, mais de 20% de todas as calorias (não apenas a gordura) da dieta americana provêm apenas do óleo de soja! A propósito, separar os ácidos graxos ômega-6 é muito mais fácil do que se pensa. **Basta evitar todos os carboidratos embalados, como o pão de trigo (o pão integral também contém óleo de soja), batatas fritas, biscoitos, bolachas e similares.** Além do elevado teor de ômega-6, estes alimentos apresentam também um elevado índice glicêmico. Por isso, deixem estas coisas de fora!

Para regular seus carboidratos, escolha grãos integrais com baixo teor de ácidos graxos ômega-6. Estes incluem arroz integral, quinoa, painço e cevada. Você também pode obter muitos carboidratos de fontes ricas em nutrientes, como vegetais e frutas com baixo índice glicêmico.

SUPERALIMENTOS CONTRA INFLAMAÇÕES

Agora que sabemos como é importante escolher as gorduras certas, demos um passo em frente. Você pode travar uma guerra abrangente contra as inflamações e a hiperglicemia adicionando superalimentos anti-inflamatórios ao seu cardápio.

Mas uma coisa em primeiro lugar: apesar destes alimentos terem superpoderes anti-inflamatórios, eles não podem compensar a má nutrição. Por isso, **se você continuar consumindo porcarias com um alto nível glicêmico, omitindo ácidos graxos ômega-3 e mantendo seu estômago volumoso, nenhuma quantidade de superalimento compensará seu estilo de vida inflamatório.**

Por outro lado, um ou dois destes superalimentos podem ajudar a reverter o seu estilo de vida inflamatório.

Alguns dos alimentos que citarei neste capítulo, são os mesmos do plano de 3 etapas do capítulo adiante. Pode ser, portanto, que você pense que eu estou repetindo a mesma coisa. Mas quero que cada parte fique em seu lugar. Assim, se você quiser apenas seguir o plano ou focalizar apenas nas inflamações, você pode fazer isso sem confusão.

Há uma coisa que os diabéticos sempre ouvem: coma mais vegetais! E na verdade, a maioria deles não consome a quantidade de vegetais que precisam. No entanto, os vegetais são a fonte perfeita de carboidratos para diabéticos (ainda melhor do que grãos integrais e frutas). Por quê? Os vegetais têm um índice glicêmico baixo, são cheios de fibras e cheios de antioxidantes.

"Antioxidantes" é outra palavra que você provavelmente já ouviu pelo menos uma vez antes. Os antioxidantes são compostos encontrados em alimentos vegetais que protegem as células do corpo contra danos. Não são apenas as bactérias, vírus e outros germes que o corpo tem de combater. Há outros bandidos conhecidos como radicais livres. Os radicais livres são simplesmente moléculas que perderam uma parte importante de si mesmas (elétron). Os radicais livres subsequentemente roubam elétrons das células ao seu redor, causando caos no corpo. Os antioxidantes têm um elétron adicional que eles "doam" para o radical livre. Isto acalma e pára de danificar as células.

Se você ingerir antioxidantes suficientes, seu corpo tem as armas necessárias para combater os radicais livres. As consequências à longo prazo de não consumir antioxidantes suficientes, não são apenas um aumento do risco de doenças cardíacas e da doença de Alzheimer (duas doenças que afetam os diabéticos de forma desproporcional). A falta de antioxidantes também leva a altos níveis de inflamação.

Sempre que o corpo percebe uma ameaça, ele envia os seus primeiros socorristas: as citocinas. Isto também se aplica quando os radicais livres fazem um passeio de destruição.

Estudos (publicados na revista *New Horizons*) mostraram que os níveis de antioxidantes na dieta estão diretamente relacionados com a frequência de inflamações. Aqueles que tomaram mais antioxidantes apresentaram os níveis mais baixos de inflamação.

Legumes

Em geral, os vegetais escuros ou claros devem formar a base da sua dieta. Desta forma, você pode prevenir o aumento de açúcar no sangue e combater as inflamações.

Aqui está uma lista de legumes particularmente ricos em antioxidantes que são bons para diabéticos:

✓ **Tomate:** os tomates contêm licopeno, um poderoso antioxidante que protege as células beta do pâncreas, da morte.

✓ **Beringela:** é rica em antioxidantes fenólicos que reduzem e retardam a liberação de carboidratos na corrente sanguínea.

✓ **Quiabo:** um estudo publicado no *Jilin Medical Journal,* descobriu que os diabéticos que comiam quiabo regularmente, tinham menos danos renais do que aqueles que raramente consumiam quiabo.

✓ **Brócolis:** um estudo britânico descobriu que o antioxidante no brócolis (sulforafano), pode reverter danos aos vasos sanguíneos causados pela elevação do açúcar no sangue.

✓ **Espinafre:** contém uma série de antioxidantes que fazem os radicais livres tremerem de medo. Foi também demonstrado que o espinafre tem características antidiabéticas.

Evidentemente, isto não significa que outros legumes não valham nada. Os vegetais aqui listados são particularmente saudáveis. Mas no final, todos os vegetais são bons para você.

Dica: **coma pelo menos 8 porções de vegetais escuros por dia (pelo menos uma porção da lista acima).**

Chá verde

O chá verde tem sido usado na medicina tradicional chinesa desde 1000 a.C. Hoje compreendemos porque é que o chá verde é incrivelmente saudável: os seus poderes curativos são quase exclusivamente devidos ao seu elevado teor de antioxidantes. O chá verde não só contém uma infinidade de antioxidantes, mas também as catequinas do chá, que não podem ser encontradas em nenhum outro lugar.

De acordo com a *University of Maryland Medical Center,* as catequinas do chá verde reduzem significativamente o risco de uma série de doenças crônicas, como câncer e doenças hepáticas. Dezenas de estudos de investigação, mostram que os consumidores de chá verde, desenvolvem significativamente menos inflamações do que aqueles que não bebem chá verde. Além disso, mostram que o chá verde protege contra o diabetes do tipo 2.

Um estudo conduzido por cientistas da *Toyama Medical and Pharmaceutical University* no Japão, testou os efeitos do chá verde, nos níveis de açúcar no sangue de animais e humanos. Eles concluíram que o presente estudo fornece evidências de que o chá verde tem um efeito antidiabético. Eles não tinham certeza de como os níveis elevados de glicemia eram prevenidos. Mas eles suspeitam, que é principalmente devido à capacidade do chá verde de eliminar inflamações.

<u>Dica</u>: **beba pelo menos 3 xícaras de chá verde forte por dia ou tome 750 mg de extrato de chá verde.**

Feijões

Os feijões são um dos alimentos mais subestimados. Por exemplo, enquanto o açaí e o goji berry ocupam as manchetes, os feijões são amplamente ignorados. Sendo que eles são uma das melhores fontes de fibra, antioxidantes e proteínas que um diabético pode obter.

Um estudo do Departamento de Agricultura dos EUA revelou que o feijão preto, o feijão comum e o feijão vermelho estão entre os 10 alimentos mais antioxidantes.

Mas os feijões têm mais para oferecer do que apenas antioxidantes. Eles também são ricos em compostos conhecidos como beta-glucanos. Estes retardam a digestão dos carboidratos e, assim, reduzem os níveis de glicemia.

Os feijões também tornam as suas células mais susceptíveis à insulina. Um estudo da *Pennsylvania State University* descobriu que os homens que começaram a comer feijão, tiveram um nível de insulina mais saudável após algumas semanas.

Se os feijões são novos para você, comece devagar. Porque se você, de repente, começar a comer feijões em abundância, a flatulência e a constipação são garantidas. Gradualmente, adicione mais feijões às suas refeições até que o seu corpo se habitue a eles.

<u>Dica</u>: **coma metade de um copo de feijão cozido 4 vezes por semana.**

Iogurte

O iogurte é um suplemento saudável para qualquer dieta diabética. Ele é uma fonte útil de proteínas de alta qualidade. E o mais importante, o iogurte pode queimar gordura da barriga.

Em 2005, pesquisadores da *University of Tennessee* investigaram se o iogurte poderia ajudar a perder peso. Dividiram os indivíduos com excesso de peso em dois grupos. Um grupo consumiu menos calorias, mas não mudou mais nada. O outro grupo também reduziu as calorias, mas adicionou três porções de iogurte magro por dia à sua dieta.

Surpreendentemente, os consumidores de iogurte perderam cerca de 30% mais gordura do que o outro grupo. E a gordura na barriga, em particular, diminuiu 81%! Isto, por sua vez, reduziu drasticamente a taxa de inflamação.

Outro estudo descobriu isto: Quem come diariamente um iogurte rico em vitamina D, aumenta a produção de insulina e reduz os valores de glicemia a curto e longo prazo.

Não há dúvidas: o iogurte é uma escolha fantástica para diabéticos que querem reduzir a gordura abdominal, as inflamações e os níveis de glicemia. No entanto, existem iogurtes melhores e piores. Muitas marcas de iogurtes nas prateleiras dos supermercados estão cheias de açúcar. Como diabético você deve, é claro, manter-se afastado de tais iogurtes. Se puder, é melhor você fazer o seu próprio iogurte. Assim você sabe do que foi feito e o sabor também é melhor. Caso contrário, escolha iogurte sem açúcar. Você pode, naturalmente, melhorar o sabor do iogurte com frutas frescas ou flocos de cereais sem açúcar.

<u>Dica</u>: **tome 2 xícaras de iogurte grego sem gordura e sem açúcar por dia.**

Azeite de oliva

Os ácidos graxos ômega-3 são superestrelas anti-inflamatórias. No entanto, eles não são os únicos tipos de gordura que combatem inflamações. A gordura monoinsaturada - o tipo encontrado no azeite de oliva - também inibe a produção de citocinas.

Mais importante, o azeite contém um composto único chamado oleocantal. Oleocantal tem as mesmas propriedades anti-inflamatórias que os analgésicos populares (por exemplo, Ibuprofeno), mas sem os efeitos secundários desagradáveis.

Se você comprar azeite de oliva, você deve decidir por uma qualidade excelente, ou seja, azeite extra virgem de marcas renomadas. Este contém significativamente mais oleocantal do que outro "azeite de oliva".

<u>Dica</u>: **tome duas colheres de sopa de azeite extra virgem por dia.**

Vinho tinto

Os médicos dizem aos seus pacientes há décadas, que eles devem beber um copo de vinho tinto todos os dias para proteger o seu coração. Porque o vinho tinto contém um dos mais fortes compostos anti-inflamatórios que conhecemos: resveratrol.

Verificou-se que o resveratrol reduz drasticamente as inflamações. Cientistas da *University of Buffalo* descobriram que o resveratrol elimina um gene inflamatório. O vinho tinto e o azeite de oliva são um par fantástico: enquanto o vinho tinto pára o processo inflamatório desde o início, o azeite de oliva pára qualquer inflamação que tenha prevalecido.

É importante saber: o vinho tinto ataca a hiperglicemia, tanto diretamente como indiretamente (reduzindo inflamações). Um estudo conduzido pela *Universität für Bodenkultur* de Viena, mostrou que um único copo pequeno de vinho tinto, contém mais compostos antidiabéticos do que os medicamentos mais comuns.

Dica: **beba um pequeno copo de vinho tinto por dia.**

Mas cuidado: o vinho não é adequado para todos. Fale com o seu médico antes de começar a beber vinho.

Mamão

O mamão é uma das melhores formas de satisfazer os seus desejos doces e ao mesmo tempo combater as inflamações. Nenhum outro alimento contém tanta papaína como o mamão. A papaína é uma enzima natural que decompõe as proteínas inflamatórias no corpo.

Na verdade, a papaína é cada vez mais utilizada na medicina ocidental para reduzir a inflamação após um trauma grave. Entretanto, o mamão contém muita frutose. Portanto, seja moderado. É suficiente comer mamão algumas vezes por semana, para reduzir as inflamações e os níveis de glicemia.

Dica: **coma meio mamão três a quatro vezes por semana.**

Mirtilos

Quando se trata de quantidades puras de antioxidantes, os mirtilos dificilmente podem ser ultrapassados. Só um punhado deles é como uma bomba a cair sobre radicais livres. Dezenas de estudos mostraram que os mirtilos reduzem naturalmente as inflamações.

E embora contenham quantidades significativas de frutose, eles são realmente muito eficazes na redução da glicemia. Um estudo publicado em *The Journal of Nutrition* investigou os efeitos do suco natural de mirtilo num grupo de diabéticos. Para quem bebeu o suco duas vezes por dia, a sensibilidade à insulina aumentou 10% em apenas dois meses - sem qualquer mudança na dieta ou no estilo de vida.

Para maximizar as propriedades anti-inflamatórias dos mirtilos, escolha mirtilos orgânicos ou mirtilos silvestres. Se não tiver acesso a eles frescos, você também pode comprá-los congelados. Verificou-se que os produtos congelados contêm a mesma quantidade de nutrientes que os produtos frescos.

<u>Dica</u>: **coma uma xícara de mirtilos por dia.**

Gengibre

Como o chá verde, o gengibre tem sido um alimento básico na medicina chinesa há milhares de anos. Enquanto o gengibre é usado principalmente como uma especiaria na cozinha, os cientistas de hoje apreciam-no porque ser tão eficaz contra inflamações.

Gengibre contém gingerol: uma família de nutrientes anti-inflamatórios que os cientistas ainda estão pesquisando. Mas já se sabe que o gengibre é muito eficaz contra inflamações crônicas.

Você pode tomar o extrato de gengibre ou simplesmente incorporar gengibre nas suas refeições.

<u>Dica</u>: **tome 1-2 colheres de sopa de gengibre por dia.**

Amêndoas

Quando se trata de superalimentos anti-inflamatórios e antidiabéticos, as amêndoas tem de tudo. Ricas em fibras para melhorar a digestão? Sim! Gorduras saudáveis para reduzir as citocinas? Sim! Proteínas que satisfazem e ajudam a perder peso? Sim! Antioxidantes que ajudam a eliminar inflamações de forma natural? Sim!

Pesquisadores da *University of Toronto,* descobriram que alguns punhados de amêndoas são tão eficazes contra as inflamações crônicas quanto o Lipitor, uma medicação de estatina comumente prescrita. Ainda melhor, outro estudo descobriu que as amêndoas e outras nozes não aumentam o peso. Elas contêm bastante gordura, mas o corpo não absorve toda a gordura e absorve os nutrientes anti-inflamatórios.

<u>Dica</u>: **coma 1-2 punhados de amêndoas naturais por dia (ou seja, sem sal nem açúcar).**

SÍNDROME METABÓLICA

Há outra coisa que gostaria de mencionar: a síndrome metabólica. Muitos sintomas da síndrome metabólica são os mesmos que no pré-diabetes e diabetes.

O indicador mais importante é a obesidade abdominal causada pelo consumo excessivo de açúcar e carboidratos refinados.

Nos carboidratos refinados, o farelo e os germes foram removidos juntamente com nutrientes importantes como vitaminas B, ferro e fibra para melhorar a textura, aparência e vida útil. Exemplos incluem arroz branco, pão branco e massa.

Sinais adicionais da síndrome metabólica são níveis aumentados de triglicerídeos, níveis baixos de HDL (o colesterol "bom"), hipertensão e níveis elevados de glicemia. Os hábitos de vida que podem levar diretamente à síndrome metabólica incluem uma dieta rica em gorduras e calorias e o tabagismo. Os doentes com síndrome metabólica podem sofrer de pré-diabetes, diabetes, síndrome dos ovários policísticos ou hiperuricemia (níveis elevados de ácido úrico no sangue).

A síndrome metabólica é um sinal de aviso de que você está em risco de desenvolver não só diabetes, mas também outras doenças graves (por exemplo, doença cardíaca). De acordo com o National Heart, Lung and Blood Institute (NHLBI), 47 milhões de cidadãos americanos ou 25% da população sofrem de síndrome metabólica. Entre os diabéticos, até 85% têm a síndrome metabólica.

Um teste de tolerância à glicose determinará se você tem a síndrome metabólica. Aqui estão os sinais para você se atentar:

✓ Cintura larga: 89 a 102 cm para as mulheres e mais para os homens

✓ Nível de triglicerídeos: 150 ou mais

✓ Nível do colesterol HDL: inferior a 50

✓ Pressão arterial: superior a 130/85

✓ Glicemia: 100-125 = pré-diabetes; 126 e superior = diabetes

✓ Se você é resistente à insulina, tem um risco maior de diabetes. Mas você ainda pode produzir insulina suficiente para manter os níveis normais de glicemia.

Tratamento da síndrome metabólica

Não há pílula mágica para curar a síndrome metabólica, mas se você fizer o que eu digo neste guia, você pode prevenir ou reverter essa síndrome. Mas vamos primeiro ver os seguintes objetivos gerais:

✓ **Índice de massa corporal (IMC):** sua meta de longo prazo deve ser um IMC inferior a 25. Você pode calcular o seu IMC online agora mesmo; existem várias calculadoras online, por exemplo esta: **www.indicedemassacorporal.com**.

✓ **Colesterol:** consuma menos de 200 mg por dia.

✓ **Calorias/gordura:** das calorias diárias, menos de 7% devem provir de gorduras saturadas e 25 a 35% de todas as gorduras juntas, para reduzir a gordura corporal.

✓ **Fibras:** adicione à sua dieta alimentos ricos em fibras, tais como cereais integrais, frutas e vegetais.

SUA ATITUDE PESSOAL

Pessoas com diabetes do tipo 1 provavelmente sempre serão dependentes de injeções de insulina e não devem esperar encontrar soluções naturais. Em muitos casos, porém, eles ficarão muito melhores e seus níveis de glicemia flutuarão menos se seguirem este guia.

Entretanto, o diabetes do tipo 2 responde bem aos métodos naturais e pode ser eliminado com mais sucesso. Mas é muito importante que o seu médico ou profissional de saúde alternativo o acompanhe.

Se você fizer progressos com este programa, você provavelmente precisará de uma dose menor ou nenhuma de insulina. Por isso, é importante manter o seu médico informado. Em seguida, é possível fazer os ajustes corretos em conjunto. Por exemplo, seria ruim continuar tomando muita insulina artificial quando você, na verdade, precisa de pouca ou nenhuma.

VOCÊ pode derrotar o diabetes?

Eu já vi vários casos em que o diabetes foi diminuido, ou pelo menos, melhor controlado. Por isso, eu sei que isto também pode se tornar realidade para você! A seguinte história de um ex-diabético deve te dar coragem e te mostrar que você tem o mesmo potencial para se tornar livre de diabetes:

DeWayne McCulley sobreviveu a um coma diabético em 2002 (com um nível de glicemia de 1337). Ele então, conseguiu libertar-se da insulina (4 doses por dia!) e curar completamente o seu diabetes dentro de 4 meses!

No seu livro *Death to Diabetes*, McCulley descreve como ele ...

✓ ... baixou o seu nível médio de glicemia para 92,5.

✓ ... baixou a sua hemoglobina A1C para 4,7%.

✓ ... parou de tomar diluentes de sangue e redutores de colesterol.

✓ ... perdeu 23 kg.

McCulley ainda hoje é livre de diabetes, leva um estilo de vida saudável, tem níveis normais de glicemia e continua vivendo sem medicação.

Obtenha suporte

Um grupo de apoio desempenha um papel central no seu caminho para se tornar livre de diabetes. Se você já fez uma dieta, você sabe como é fácil voltar aos seus velhos hábitos.

As pessoas que você pode contatar e que ajudam você, valem ouro. Elas vão ajudar você a perseverar, e evitar que você faça coisas estúpidas, ou volte aos velhos padrões. E isso fará toda a diferença entre sucesso e fracasso.

Pode até haver um grupo de autoajuda para diabéticos na sua cidade.

Mantenha-se forte quando os seus amigos e a família lhe servirem comida que não é boa para você. Diga-lhes (com antecedência) que você precisa manter um olho na sua dieta.

Os diabéticos do tipo 1 devem ter o seu programa de exercícios monitorado por um médico.

Em geral, todos os diabéticos devem fazer um exame completo antes de iniciar um programa de treino (doença cardíaca). Mas para pacientes do tipo 1, isto é muito mais importante.

A receita para o sucesso

Você tem diabetes do tipo 2? Então é importante que você perca peso. Apenas alguns quilos a menos podem retardar a doença consideravelmente. A pressão arterial e os níveis de colesterol também irão se beneficiar. Quase 90% dos diabéticos do tipo 2 têm excesso de peso. Mas os estudos mostram que as pessoas que perdem somente 5 a 7% de seu peso corporal (para muitos isto é aproximadamente 3 a 4 kg), já sentirão uma grande diferença. E quanto mais você perder, melhor será para você.

Aumentar o exercício físico é essencial para que isto funcione. Em um estudo (publicado em *Sports Health*, janeiro de 2010), o Dr. Karl B. Fields relata como o exercício tem um efeito positivo na produção de insulina. Primeiro, a insulina é suprimida durante o exercício para que o fígado possa liberar mais insulina. Ao mesmo tempo, as células musculares tornam-se mais receptivas à insulina, permitindo que a glicose seja utilizada de forma mais eficiente.

Juntamente com uma dieta boa e equilibrada, o exercício regular ajuda a restaurar o metabolismo normal da glicose e a reduzir a gordura corporal.

SUA NOVA ALIMENTAÇÃO

Este programa baseia-se nas mais recentes descobertas da ciência, pesquisa, terapia comportamental e experiência do mundo real para ajudá-lo. Copiando os animais e praticando um estilo de vida saudável, você pode combater com sucesso esta doença traiçoeira. Trata-se de voltar ao básico:

Adotar uma dieta baixa em carboidratos e rica em proteínas, em combinação com alimentos que contêm apenas gordura "boa".

> Os alimentos recomendados neste guia estão todos disponíveis no seu supermercado ou loja de alimentos local. Você não precisa de uma loja especial.

Por exemplo, se você escolher alimentos inteiros ao invés de alimentos processados e refinados, você evita aditivos nocivos, como açúcar, gordura ruim e sal.

A nossa condição reflete o que comemos

E quero dizer isso literalmente. Carboidratos em excesso são um problema grave para os diabéticos. Restringi-los é uma obrigação. E também é importante equilibrá-los com muitos vegetais frescos e proteínas saudáveis e gorduras boas.

Para a maioria das pessoas, faz sentido comer 6 porções de cereais por dia. Mas para diabéticos e pré-diabéticos, isto não se aplica! Por exemplo, 80% do pão integral é constituído por amido, que se converte rapidamente em glicose - mais rapidamente do que o açúcar de mesa. O amido é o principal ingrediente do pão, arroz, massas e outros produtos à base de farinha. Consequentemente, é lógico limitar esses produtos o mais rápido possível.

<u>Dica</u>: **Compre um livro de receitas com menus de baixo teor de carboidratos.**

Mas antes de iniciar qualquer uma das medidas sugeridas contra o diabetes, consulte o seu médico. Comer de forma saudável é inofensivo. No entanto, certos suplementos ou outros produtos naturais recomendados neste guia, podem ser prejudiciais quando combinados com medicamentos ou consumidos em grandes quantidades.

A dieta do diabético é uma dieta saudável

Numerosos estudos têm demonstrado que uma dieta com uma variedade de vegetais crus, frutas, vitaminas, suplementos alimentares e ervas, pode reverter o diabetes. Os alimentos veganos (ou seja, sem carne ou produtos lácteos) são, portanto, adequados para diabéticos. Uma outra vantagem da cozinha vegana é que ela requer temperaturas de cozimento significativamente mais baixas. O calor pode ser um obstáculo no caminho para melhorar os níveis de glicemia.

A cozinha mediterrânea é também altamente recomendada para diabéticos. Isto inclui nozes, muitos vegetais frescos (de preferência orgânicos) e óleos saudáveis como azeite de oliva e óleo de côco. Além disso, a dieta mediterrânea inclui frequentemente peixes (ômega-3). Muitos médicos recomendam uma dieta com poucos carboidratos - como a dieta mediterrânea - em vez de uma dieta com poucas gorduras.

Combine o seu novo estilo de alimentação com quantidades moderadas de produtos gordurosos. As gorduras não devem representar mais de 35% da sua ingestão diária de calorias (gorduras saturadas inferiores a 10%). Isso significa menos alimentos como manteiga, gordura de frango, queijo, sorvete, biscoitos e batatas fritas. Desta forma – em combinação com o exercício físico – se previne ou retarda o pré-diabetes e o diabetes. Isto pode significar que você vai precisar mudar muito e se acostumar com a nova dieta. Mas lembre-se: você vai se tornar livre de diabetes. Então deve valer a pena o esforço, não deve?

Talvez você esteja pensando: "Eu não posso comer praticamente nada!". Mas por favor, não se desespere. Assim que o seu nível de glicemia estiver estável nos 100, você poderá desfrutar de uma ou duas guloseimas ou até mesmo um sanduíche simples. Mas não exagere!

Cozinhar com calor elevado não é a melhor opção

A comida de hoje não é o que costumava ser. Os fabricantes de alimentos têm colocado aditivos há mais de 50 anos sem nos dizer nada. Estes incluem, por exemplo, corantes e intensificadores de sabor.
Chegou a hora de você assumir o controle novamente. Você merece ter comida de boa qualidade que também

seja nutritiva. As enzimas, vitaminas e minerais que o seu corpo necessita podem ser encontrados nos alimentos - se forem preparados de forma a preservar os nutrientes que dão vida.

A maneira como você prepara os alimentos também afeta o conteúdo de nutrientes, especialmente na carne, aves e ovos. Para realmente eliminar o diabetes, você deve cozinhar em temperaturas baixas de não mais que 350 graus e lentamente. Isto significa escalfar, fumegar ou ferver. Cozinhar a temperaturas mais elevadas, como assar ou grelhar, pode destruir nutrientes e produzir substâncias indesejáveis (os chamados AGEs; abreviatura do termo inglês *Advanced Glycation End Products*).

Quais são os limites dos alimentos crus?

O número de entusiastas de comida crua aumenta. Há aqueles que comem até alimentos crus de origem animal: de ovos crus à carne crua. A lógica deles é de que os animais também comem os seus alimentos crus, absorvendo os nutrientes que nós humanos, perdemos. Dizem que isto também se aplica aos alimentos do mar.

É indiscutível que os alimentos crus reduzem ou eliminam completamente os AGEs nocivos. No entanto, existem preocupações de segurança. Apesar disso, você pode facilmente incluir os seguintes produtos crus na sua dieta: nozes e peixe/marisco.

O MELHOR PROGRAMA ANTI-DIABETES

A dieta descrita neste guia é bastante específica e pode ajudá-lo a obter bons resultados. Às vezes pode parecer que eu esteja repetindo coisas dos capítulos anteriores. Faço isto para que cada seção fique completa e você possa escolher as informações que deseja usar para si próprio.

Quais frutas e vegetais, superalimentos e suplementos irão ajudá-lo a reverter seu diabetes? Quais alimentos você deve usar em diferentes estágios da doença?

O Plano de 3 Etapas: visão geral

Etapa 1:
Reduzir os níveis de glicemia para níveis normais

Etapa 2:
Reintroduzir certos alimentos na dieta sem aumentar a glicemia

Etapa 3:
Manter a glicemia a um nível ótimo a longo prazo

O Plano de 3 etapas: introdução

Durante a Etapa 1 é um grande desafio alcançar o primeiro objetivo: um nível de glicemia de 100. Sim, você tem que desistir de um monte de seus alimentos favoritos. Isso pode ser difícil. Mas ao mudar lentamente sua dieta e descobrir o que funciona e o que não funciona, você está estabelecendo a base para uma vida saudável e livre de diabetes. Os seus esforços vão valer a pena!

Não comer a comida que você ama, não é divertido, é claro. Eu sei disso. Mas não é permanente, você só faz isso até atingir a primeira meta de 100.

Depois de baixar o nível de glicemia, avance para a Etapa 2: recomece a adicionar coisas lentamente, sem que o nível de glicemia suba novamente. Se você comer alguma coisa e a glicemia aumentar novamente, você identificou um culpado: um alimento que atrapalha seu processo de cura.

Algumas dicas antes de começar

✓ Na Etapa 2, os produtos lácteos com baixo teor de gordura e os grãos integrais voltam a estar no cardápio.

✓ Uma coisa que você deve ter em mente nas três etapas: não fique mais de 4 horas sem comer (exceto na hora de dormir). Se você esperar até ter fome, você provavelmente vai comer demais e sobrecarregar seu pâncreas. Também acredita-se que uma alimentação moderada (especialmente à noite) reduz os níveis de glicemia. Isto porque há menos comida que se transforma em glicose.

✓ A "receita" para combater o diabetes parece simples. Mas o processo pode demorar entre alguns meses até muitos anos. Isto porque, o corpo humano é um sistema complexo combatendo uma doença complexa.

ETAPA 1: 2-4 SEMANAS SEM CARBOIDRATOS

Duração

Isso depende da sua resistência à insulina e da rapidez com que seu corpo reage às mudanças. Mas geralmente são cerca de 2 a 4 semanas.

O que você deve comer

O foco está nos alimentos com proteínas e gorduras saudáveis. Os carboidratos, por outro lado, são estritamente limitados.

Objetivo

Baixar o nível de glicemia em jejum para 100.

Importante:

Coma no **máximo 20 gramas de carboidratos por dia.** Você pode conseguir isso comendo principalmente vegetais com baixo teor de carboidratos.

Você também pode desfrutar de **certas frutas.**

Como fonte de energia pode consumir **diferentes tipos de carne e peixe.**

Legumes

Preferencialmente, os vegetais devem ser orgânicos ou, pelo menos, naturais; sem conservantes. Tente comer 1 xícara cheia por porção. Coma o máximo possível, cru. Também é permitido cozinhar à vapor ou fritar ligeiramente. Lembre-se, no entanto, que o calor não ajuda necessariamente.

Os seguintes vegetais são excelentes:

Brócolis, espinafre, couve, grão-de-bico, acelga, couve-flor, aspargo, couve-de-bruxelas, alface, cenoura, cebolinha, tomate, berinjela, pepino, cebola, alcachofra, feijão verde, pepino em conserva (sem adição de açúcar), abacate, coentro, chucrute, mandioca, pimentão e páprica.

Azeites

Gorduras saudáveis (como as encontradas em alguns óleos) podem ajudá-lo a baixar os níveis de glicemia. São recomendados os seguintes azeites prensados a frio:

Azeite de oliva extra virgem, azeite de nozes, azeite de gergelim e azeite de abacate.

Especiarias

Há também vários temperos que você pode usar. Com um pouco de criatividade e intuição você vai criar pratos deliciosos, por exemplo com:

Gengibre, vinagre (sem adição de açúcar), endro, alecrim, orégano, manjericão, açafrão, raíz forte, mostarda (sem adição de açúcar), etc.

Frutas

Durante esta fase, algumas frutas com baixo teor de carboidratos funcionarão bem e também ajudarão a diminuir a sua vontade por doce. Por exemplo, experimente algumas frutas como framboesas, amoras ou oxicocos para uma deliciosa sobremesa.

Proteínas

Quando se sentir pronto, adicione certas proteínas à sua dieta. Coma apenas o tanto que te faça se sentir bem; não fique cheio demais! A porção deve ser do tamanho de uma carta de baralho. Consuma principalmente carne de animais que comem grama ou pasto (orgânico). Porque os animais alimentados industrialmente produzem mais poluentes. A carne orgânica também contém ácido alfa-linolênico, um ácido ômega-3 que protege contra doenças cardíacas. Também acredita-se que ele reduz a resistência à insulina.

Outras fontes de proteína podem ser:

Aves orgânicas, peixes como salmão, cavala, sardinha e anchova, tofu, ovos orgânicos, feijões vermelhos e soja preta.

Você pode criar cardápios saborosos apenas com a comida mencionada acima. Então, não é tão limitado como você poderia ter pensado.

Bebidas

As seguintes bebidas são aprovadas pela *Diabetes Association of America*. Por conseguinte, podem ser consumidas porque contêm menos de 20 calorias e um máximo de 5 g de carboidratos:

Caldo, água mineral, refrigerantes sem açúcar e chá.

Cuidado com o café: a cafeína faz com que os níveis de glicemia aumentem. Por isso, não o tome em excesso e repare como o seu nível de glicemia reage.

É melhor beber principalmente água da torneira, se isso for possível na sua região (recomenda-se um filtro). Porque a água é o alimento básico número um, não custa muito e você não tem que carregar garrafas.

Adoçantes

São permitidos adoçantes como chicletes sem açúcar, xarope sem açúcar, pudim sem açúcar ou compota sem açúcar. Mas ainda assim recomendo que não os utilize. Eles contêm carboidratos e muitos aditivos. Então não são os mais saudáveis. Porém, se você estiver procurando substitutos para o açúcar, preste atenção aos carboidratos e não às calorias, quando os comprar.

Côco e óleo de côco

Há uma tendência crescente para o côco e o óleo de coco, como fatores para reverter o diabetes. Dr. Bruce Fife, naturopata e autor de *The Healing Miracles of*

Coconut Oil, enfatiza que qualquer (pré-)diabético pode consumir óleo de côco, sem ganho de peso.

> De acordo com o Dr. Fife, o ideal é você tomar 3-4 colheres de sopa de óleo de côco por dia, distribuídos em 2-3 refeições.

"O óleo de côco não contribuirá para o diabetes", escreve Fife. "Ele ajuda a regular os níveis de glicemia e assim mitigar os efeitos da doença. Faz menos exigências na produção de enzimas pancreáticas", continua ele. "Isso reduz a pressão sobre o pâncreas durante as refeições, quando a insulina é mais produzida, e permite que o órgão funcione de forma mais eficiente."

Fife também apontou um estudo do Journal of Indian Medical Association que mostrou um crescimento considerável do diabetes na Índia, quando os óleos de cozinha tradicionais, como o óleo de côco, foram trocados pelos óleos vegetais polinsaturados.

Mel

Outra cura milagrosa está se tornando cada vez mais popular: o mel (do tipo não filtrado), tem sido usado mundialmente por séculos, como um remédio natural para muitos problemas de saúde.

Em muitos países, os diabéticos substituem regularmente e com sucesso o açúcar por mel. Quando o mel é consumido regularmente, durante várias semanas ou meses, os níveis de glicemia são reduzidos. Ao contrário do açúcar, o mel é convertido diretamente em glicogênio no fígado, sem aumentar os níveis de glicemia.

Nota: Nos Estados Unidos, muitos médicos discordam sobre os benefícios do mel para os diabéticos. A Clínica

Mayo, por exemplo, é céptica. Porque o mel contém carboidratos, eles recomendam que seja consumido apenas com moderação. Mas como o mel é mais doce do que o açúcar, na realidade, você vai consumir menos dele.

O Dr. Ron Fessenden é mais otimista e diz: "Os diabéticos devem simplesmente perguntar ao seu médico se as frutas são permitidas na sua dieta. Como a pergunta é retórica, eles sabem que o mel é permitido. Uma colher de sopa de mel, contém quase tanto carboidrato, quanto uma xícara de maçã cortada em quatro. O diabético pode ter a certeza de que o consumo de mel provoca uma reação de glicemia significativamente mais baixa do que uma quantidade equivalente de açúcar ou de outros alimentos ricos em amido".

O mel não filtrado tem benefícios adicionais, pois contém uma série de vitaminas e oligoelementos que são importantes para os diabéticos. Estes incluem as **vitaminas B1, B6, B12, C, E e biotina, crómio, manganês** (os diabéticos geralmente têm metade do que é normalmente necessário), **magnésio** (os diabéticos também têm menos deste), **vanádio** (ajuda a processar insulina), **potássio** (ajuda a melhorar a sensibilidade à insulina).

O Dr. David Baer, do *USDA Human Nutrition Research Center,* afirmou no *First International Symposium on Honey and Human Health,* em Janeiro de 2008: "Evidências experimentais sugerem que o consumo de mel pode melhorar o controle da glicemia e a sensibilidade à insulina em comparação com outros adoçantes."

> Geralmente 3-5 colheres de sopa de mel por dia são suficientes. Uma colher de sopa fornece cerca de 60 calorias. É possível combinar mel com iogurte, frutas ou refeições, por exemplo.
>
> O mel também fornece energia, de modo que você pode consumí-lo 20-30 minutos antes de uma atividade esportiva.

Outros substitutos do açúcar e adoçantes não oferecem as propriedades saudáveis do mel. Em geral, você deve evitá-los tanto quanto possível, pois eles têm efeitos colaterais: ganho de peso, risco de câncer, dores de cabeça, erupções cutâneas e uma longa lista de outros problemas.

Nozes

As nozes, são frequentemente consideradas o alimento perfeito, especialmente para problemas de diabetes. Porções diárias moderadas (cerca de um punhado) são recomendadas. As amêndoas e castanhas provaram ser uma das melhores para diabéticos. Mas outros tipos também podem ajudar. É melhor alternar ou combinar diferentes tipos de nozes. Elas fornecem proteínas e gorduras saudáveis, e podem ser facilmente carregadas como um lanche.

As nozes contêm os seguintes nutrientes: proteínas, fibras, gorduras monoinsaturadas (reduzem o mau colesterol e aumentam o bom colesterol), ômega-3, minerais, vitamina E, cálcio (especialmente amêndoas).

Um estudo de *Harvard* de 2002 confirma isto: as mulheres que comeram pelo menos 140 g de amendoim e manteiga de amendoim por semana, conseguiram reduzir o risco de diabetes em 21% mais, do que as mulheres que raramente ou nunca comeram amendoim e/ou manteiga de amendoim.

O mesmo estudo descobriu que as mulheres que comiam regularmente amêndoas, nozes pecã, castanhas de caju e outras nozes, reduziam o risco de diabetes em 27% mais, do que as mulheres que as consumiam raramente, ou nem sequer as consumiam.

As nozes são ricas em fibra e magnésio, e têm um baixo índice glicêmico. Abaixo está uma lista das nozes mais úteis com os seus níveis de carboidrato por quantidade (2 colheres de sopa). Isto irá ajudá-lo a incluir as nozes na sua dieta diária:

Amêndoas (1,4 g), castanha de caju (5,0 g), côco (0,7 g), avelã (1,2 g), nozes de macadâmia (0,9 g), manteiga de amendoim (4,3 g), amendoim (1,8 g), nozes pecã (0,6 g), pinhão (1,7 g).

> Se possível, comer sempre nozes cruas e não tratadas.
>
> As nozes torradas a seco também são aceitáveis.

Alguns avisos: não compre manteiga de amendoim que contenha azeite e/ou açúcar parcialmente hidrogenado. Em vez disso, escolha manteiga de amendoim natural (orgânica ou crua). As nozes torradas com azeite contêm gorduras parcialmente hidrogenadas ou gorduras trans. Vários naturopatas e médicos acreditam que as gorduras trans podem promover o diabetes.

Vinagre

O vinagre de vinho branco e o vinagre de vinho tinto são também excelentes remédios contra o diabetes. O seu principal componente, o ácido acético, reduz o nível de glicemia. O vinagre de maçã, o vinagre balsâmico ou o vinagre de arroz, podem ser mais populares, mas são menos ácidos e ajudam menos. Limões puros ou limas são outra boa escolha. 3-5 colheres de sopa por dia, contribuem significativamente para a regulação do diabetes.

A seguir, estão alguns exemplos de cardápios deliciosos, e de baixo teor de carboidrato.

Café da manhã: omelete de queijo/abacate

2 ovos, 30 g de queijo magro, 1 colher de sopa de salsa, 1 colher de sopa de manjericão, 1 pitada de sal e pimenta, 1 colher de sopa de óleo de coco ou azeite de oliva, fatias finas de abacate e tomate para decoração.

Aqueça o azeite numa panela em fogo médio. Misture ovos, ervas, sal e pimenta em uma tigela. Despeje a mistura na panela e tampe. Cozinhe em fogo baixo. Levante cuidadosamente os lados do omelete para torná-los mais firmes. Em seguida, adicione as fatias de abacate e dobre um lado do omelete sobre o outro. Tampe e continue a cozinhar até que a mistura esteja cozida e inchada (aprox. 5 minutos no total). Decore com um pouco de tomate.

Almoço: salada com frango em cubos

Salada: 1-2 xícaras de salada de folhas, 4-6 fatias de tomate, 3 fatias de pepino, 1 cebolinha picada, aprox. 100 g de peito de frango fatiado e aprox. 30 g de queijo magro.

Molho: 1-2 colheres de sopa de azeite de oliva, 1-2 colheres de vinagre de vinho branco ou vinagre de vinho tinto, um pouco de salsa, um pouco de endro, sal e pimenta.

Jantar: peito de frango recheado

1 peito de frango (sem pele e ossos), aprox. 30 g de queijo feta, pimenta, alho, ervas, 1/4 de xícara de pimenta vermelha torrada a seco (não picante), 1/4 de xícara de caldo de frango, 1 xícara de brócolis e palito de dente.

Corte o peito de frango ao meio e, se necessário, bata com um martelo de carne até obter uma espessura de aproximadamente 0,5 cm. Misture o queijo feta com pimenta, alho e ervas. Espalhe a mistura sobre as duas metades do peito de frango. Corte as pimentas em tiras e coloque-as no peito de frango. Enrole as duas metades do peito de frango juntas e fixe com palitos de dentes. Aqueça o azeite numa panela em fogo médio. Adicione o peito de frango, frite por cerca de 5 minutos e vire do outro lado. Em seguida, despeje o caldo de frango sobre ele e deixe ferver. Reduza o fogo e deixe cozinhar por cerca de 8 minutos em fogo baixo, coberto. Cozinhe o brócolis à vapor numa panela separada.

Estes são apenas alguns exemplos, claro. Varie e procure por receitas e lanches com baixo teor de carboidratos. Se sentir fome durante o dia, você pode adicionar pequenas quantidades de carne magra ou saladas, nas refeições. Muitos legumes servem como lanches.

As informações sobre os valores nutricionais de vários alimentos (incluindo o teor de carboidratos) podem ser encontradas, por exemplo, neste site:

www.tabelanutricional.com.br

Você pode planejar refeições coloridas e deliciosas para as Etapas 1, 2 e seguintes. E assim, você estará no caminho certo, para uma vida livre de diabetes!

Alimentos a serem evitados na Etapa 1

Primeiro de tudo, por favor, deixe de fora todo refrigerante (incluindo o diet)! Em um estudo publicado em Diabetic Care em 2009, as pessoas que bebiam refrigerante pelo menos uma vez por dia, eram 36% mais propensas a ganhar peso junto com níveis elevados de glicemia. Seu risco de diabetes também foi 67% maior, do que aquelas que não bebiam refrigerante.

O refrigerante não têm qualquer valor nutricional. Por isso, deixe-o de fora, pelo menos nesta fase. Isso também lhe poupará dinheiro.

Outros alimentos que você deve **evitar na etapa 1:**

Gorduras e amidos: óleo vegetal, carne e produtos lácteos de fábricas de gado, produtos à base de cereais, produtos à base de milho, beterrabas, ervilhas, batatas, pretzels, produtos enlatados, quiabos, feijões (são permitidos feijões vermelhos e grãos de soja pretos).

Frutas: maçãs, papaias, melões, laranjas, pêssegos, bananas, cerejas, peras, uvas, figos, ameixas, abacaxis, romãs, tangerinas, damascos, toranjas, morangos, frutos secos (todas as variedades).

Produtos lácteos: Iogurte, leite

> Às vezes, a maneira em que certos alimentos são preparados, é a razão pela qual devemos deixá-los de fora por um tempo.
>
> Tem a ver com como o calor liga o açúcar, e assim piora estes alimentos para diabéticos.

Quando o açúcar se liga a proteínas ou lipídios, formam-se AGEs (abreviatura do termo inglês *Advanced*

Glycation End Products). Há bom e mau AGEs, assim como há bom e mau colesterol.

A glicação interfere na função celular e é um fator chave no aumento do açúcar no sangue, especialmente se você for resistente à insulina. Também parece causar inflamação celular, que se torna crônica se continuar a tomar alimentos glicosilados. A glicação tem um efeito potencialmente prejudicial sobre os diabéticos.

Elime os alimentos seguintes na etapa 1. Porém mais tarde, você pode adicioná-los lentamente de novo. Depois disso, você só deve consumi-los moderadamente. Quando você começar a adicioná-los de volta à sua dieta, preste atenção à forma como você os prepara. Isto tem uma influência decisiva, se você pode abaixar seu nível de glicemia sustentavelmente e eliminar seu diabetes:

Carne, aves de criação, todos os produtos grelhados, fritos e torrados, doces, maionese, produtos lácteos com alto teor de gordura, manteiga, cream cheese e produtos congelados.

ETAPA 2: REINTRODUÇÃO DE CARBOIDRATOS

Duração

Como cada pessoa reage de forma diferente, não é possível fornecer informações precisas sobre a Etapa 2. Pode durar de 2 semanas a 4 meses.

O que você deve comer

Adicione "bons" carboidratos às suas refeições. Aumente lentamente a sua proporção de 20 g para 40 g e, finalmente, para 60 g por dia.

Objetivo

Manter o seu nível de glicemia em 100 ou menos, enquanto desfruta de certas iguarias novamente.

Aumente lentamente o teor de carboidratos

Agora é a hora de aumentar a quantidade diária de carboidratos para 60 g. Mas não vá muito depressa. Seu corpo deve ser capaz de lidar com a quantidade de açúcar no sangue, para que não haja um excesso de glicose.

Nesta fase, você pode novamente comer frutas e vegetais que você eliminou na Etapa 1.

Pode também, comer produtos lácteos com baixo teor de gordura (por exemplo, iogurte sem açúcar e cereais integrais).

Durante a Etapa 1, você pode ter ficado frustrado, porque precisou desistir de muitas coisas. Mas agora, vamos recuperar muitas dessas coisas. E você verá lentamente a ligação entre saúde e nutrição. É importante que você não fique com fome. Especialmente como diabético, você tem que fornecer combustível ao seu corpo, para que ele funcione.

40-60 gramas de carboidratos, naturalmente não vão encher seu estômago, como um sanduíche ou um prato de esparguete com queijo. Mas você está fazendo um grande favor ao seu corpo, estabilizando seu açúcar no sangue, antes que você aumente seus carboidratos. Além disso, você evita a sensação de inchaço, que muitas vezes você sente, quando come muitos carboidratos ruins.

Com um planejamento consciente, aumente a quantidade de carboidratos para 60 g por dia. Entretanto, isto não significa que você deva eliminar, de repente, os vegetais que incluiu em sua dieta. Você deveria mesmo, é continuar com isso!

Neste ponto, você também deve se familiarizar com o índice glicêmico (IG). O IG indica a quantidade de glicose que um alimento contém. Quanto mais baixo o valor, menos glicose há, e é melhor para o corpo.

Uma tabela de índice glicêmico pode ser encontrada, por exemplo, neste site:

www.musculacao.net/tabela-de-indice-glicemico-dos-alimentos.

> Os alimentos com IG elevado são perigosos para os diabéticos. Aqueles com um IG baixo, liberam glicose mais lentamente no sangue.
>
> O IG de certos alimentos pode surpreendê-lo. As tâmaras, por exemplo, têm um IG de 103 (relativamente alto), massas e biscoitos em torno de 100 e a maioria das frutas e vegetais tem um IG baixo.

O IG tem por objetivo servir de orientação, mas não é o critério absoluto. Sua dieta deve ser uma boa mistura de proteínas, gorduras e carboidratos. E se você adicionar vinagre às suas refeições, isto também abaixa o valor do IG.

Muito depende também, de como se prepara a comida. Uma batata cozida, por exemplo, tem uma IG de 125. Por outro lado, uma batata satisfaz bem e evita que se coma demais. E se você comer a mesma batata com um molho de vinagre, a glicose entra no sangue mais lentamente.

Depois de ter os sintomas de diabetes sob controle, o IG pode ajudá-lo a se manter no caminho certo. Isto te permite reintegrar os carboidratos na sua dieta, sem desencadear o seu diabetes.

Mais alguns conselhos

Não utilize cereais açucarados, mas sim cereais naturais à base de aveia, cevada ou farelo. Estas são fontes de fibra muito boas.

Escolha pão integral, em vez de pão branco.

Coma menos batatas (ou livre-se delas completamente), porque o amido que ela contêm, pode ter um efeito negativo no nível de glicemia.

Coma muita fruta e legumes (a menos que o IG seja muito elevado).

Escolha arroz integral ou arroz Basmati. O seu IG é mais baixo do que o de outras variedades.

Coma massa como acompanhamento, não como menu principal. E compre massa integral.

Os churrascos são permitidos de vez em quando

Você pode fazer um churrasco aqui e ali, mas não regularmente. Assegure-se de que esteja produzindo o menor número possível de AGEs (*Advanced Glycation End Products*). Você pode embalar o seu churrasco em folha de alumínio e estufá-lo na grelha para reduzir o efeito. E as marinadas de vinagre ou limão também podem ajudar.

Cozinhar em vez de fritar

Em vez de fritar os seus vegetais, carne, etc., cozinhe-os. Coloque o alimento numa panela profunda e adicione água suficiente para o cobrir (não o afogue). Adicionar carne, peixe, aves, etc. Aquecer e deixar ferver durante 5-10 minutos.

Adicione alho, cebola, repolho e pimenta a gosto, e cozinhe por mais alguns minutos. Finalmente, adicione um pouco de sumo de limão. Aproveite a sua refeição!

Resumo da Etapa 2

Aumente lentamente a quantidade de carboidratos de 20 g para 40 g e, finalmente, para 60 g por dia. O seu nível de glicemia deve manter-se estável a 100 ou menos.

Familiarize-se com o índice glicêmico.

Coma mais fibras, frutas e vegetais.

Cozinhe em fogo baixo para evitar AGEs.

ETAPA 3: VIVER SEM DIABETES

Duração

Para o resto da sua vida: faça dos novos hábitos alimentares, o seu novo estilo de vida.

O que você deve comer

Coma proteínas livres de toxinas, cozinhando-as em fogo baixo. Consuma gorduras saudáveis e carboidratos "bons", como vegetais e grãos integrais. Use vinagre de vinho branco e vinagre de vinho tinto. Substitua a manteiga por óleo de côco e azeite de oliva.

Objetivo

Manter o nível de glicemia abaixo de 100 (70-85 é ótimo), enquanto você desfruta de muitas coisas, novamente.

Novas portas abertas

Agora é o momento de desfrutar da comida, e aprender a fazer desta dieta uma parte integrante da sua vida. As Etapas 1 e 2, ajudam a descobrir quais alimentos são melhores para você. Invista em uma panela elétrica de cozimento lento (*slow cooker*). Descubra novas criações, como uma combinação criativa de saladas com vinagre de vinho branco. Ensopado de carne bovina, pimenta e sopas, preparados com novos e interessantes métodos, abrirão novas portas culinárias. Assim, estas refeições transformam-se em uma parte natural da sua nova vida, em que você pode esperar ansiosamente.

Vejamos o caso do Tom, um vendedor de carros do Michigan. Na idade de 56 anos, ele foi diagnosticado com diabetes e seu nível de glicemia era de 190, o dobro do normal. Os problemas de saúde de Tom não estavam limitados ao seu diabetes; ele também estava acima do peso e seus níveis de colesterol e triglicerídeos eram extremos.

Tom sabia que tinha que melhorar o seu estilo de vida: para o café da manhã, ele comia cereais integrais frios e soja, em vez de bacon e ovos. Em vez de comer fast food no almoço, ele levou comida saudável de casa com ele (assim não só reduziu seu peso, mas também economizou alguns dólares). Seus jantares consistiam de legumes frescos, feijões, arroz integral, peixe/marisco, sopa ou salada com pão integral.

Tom não era vegetariano, mas reduziu seu consumo de carne, a uma pequena porção de carne magra e aves por semana. Ele também cortou todas as frutas, sucos de frutas, frutas secas, melaço, mel, stévia - simplesmente qualquer coisa doce - da sua dieta.

Ainda que Tom tenha excluído com sucesso todos os açúcares naturais, é claro que cada ser humano é diferente. Você pode ser capaz de lidar com pequenas quantidades de frutas facilmente - com a condição de que elas tenham um baixo índice glicêmico.

Através destas modificações simples, Tom perdeu mais de 9 quilos em poucos meses. Ele não ficou com fome e comeu tanto quanto quis – simplesmente, comendo o que era bom para ele.

De acordo com um estudo, o diabetes do tipo 2, pode contribuir para acelerar o declínio mental e a demência. A produção excessiva de insulina gera beta-amiloide, uma substância que forma placas no cérebro e está associada à doença de Alzheimer.**Duração**

Para o resto da sua vida: faça dos novos hábitos alimentares, o seu novo estilo de vida.

O que você deve comer

Coma proteínas livres de toxinas, cozinhando-as em fogo baixo. Consuma gorduras saudáveis e carboidratos "bons", como vegetais e grãos integrais. Use vinagre de vinho branco e vinagre de vinho tinto. Substitua a manteiga por óleo de côco e azeite de oliva.

Objetivo

Manter o nível de glicemia abaixo de 100 (70-85 é ótimo), enquanto você desfruta de muitas coisas, novamente.

Novas portas abertas

Agora é o momento de desfrutar da comida, e aprender a fazer desta dieta uma parte integrante da sua vida. As Etapas 1 e 2, ajudam a descobrir quais alimentos são melhores para você. Invista em uma panela elétrica de cozimento lento (*slow cooker*). Descubra novas criações, como uma combinação criativa de saladas com vinagre de vinho branco. Ensopado de carne bovina, pimenta e sopas, preparados com novos e interessantes métodos, abrirão novas portas culinárias. Assim, estas refeições transformam-se em uma parte natural da sua nova vida, em que você pode esperar ansiosamente.

Vejamos o caso do Tom, um vendedor de carros do Michigan. Na idade de 56 anos, ele foi diagnosticado com diabetes e seu nível de glicemia era de 190, o dobro do normal. Os problemas de saúde de Tom não estavam limitados ao seu diabetes; ele também estava acima do peso e seus níveis de colesterol e triglicerídeos eram extremos.

Tom sabia que tinha que melhorar o seu estilo de vida: para o café da manhã, ele comia cereais integrais frios e soja, em vez de bacon e ovos. Em vez de comer fast food no almoço, ele levou comida saudável de casa com ele (assim não só reduziu seu peso, mas também economizou alguns dólares). Seus jantares consistiam de legumes frescos, feijões, arroz integral, peixe/marisco, sopa ou salada com pão integral.

Tom não era vegetariano, mas reduziu seu consumo de carne, a uma pequena porção de carne magra e aves por semana. Ele também cortou todas as frutas, sucos de frutas, frutas secas, melaço, mel, stévia - simplesmente qualquer coisa doce - da sua dieta.

Ainda que Tom tenha excluído com sucesso todos os açúcares naturais, é claro que cada ser humano é diferente. Você pode ser capaz de lidar com pequenas quantidades de frutas facilmente - com a condição de que elas tenham um baixo índice glicêmico.

Através destas modificações simples, Tom perdeu mais de 9 quilos em poucos meses. Ele não ficou com fome e comeu tanto quanto quis – simplesmente, comendo o que era bom para ele.

De acordo com um estudo, o diabetes do tipo 2, pode contribuir para acelerar o declínio mental e a demência. A produção excessiva de insulina gera beta-amiloide, uma substância que forma placas no cérebro e está associada à doença de Alzheimer.

Você precisa aprender hábitos alimentares que manterão sua glicemia em níveis normais e ideais.

O seu objetivo é parar toda a medicação ou prevenir o uso da mesma.

Em poucas palavras, **cada coisa que você quiser comer, imagine até que ponto isso afeta sua saúde.**

O que podemos aprender com isto? O seu nível de glicemia pode influenciar o seu desempenho mental. Se uma refeição desequilibrada pode reduzir sua inteligência, você realmente precisa pensar sobre a frequência com que come doces.

Resumo da Etapa 3

Utilize vinagre de vinho branco ou de vinho vermelho na cozinha, porque libera a glicose mais lentamente na corrente sanguínea.

Compre uma panela elétrica de cozimento lento (*slow cooker*).

Aprenda hábitos alimentares que manterão sua glicemia em níveis normais e ideais.

SUPLEMENTOS HERBAIS PODEROSOS

Os suplementos alimentares podem fazer muito bem ao seu cérebro e ao seu corpo. Eles apoiam a sua nova dieta de forma excelente.

Como usar corretamente os suplementos dietéticos

Embora os suplementos dietéticos ofereçam muitos benefícios, existem algumas armadilhas a evitar. As pessoas, muitas vezes, tomam uma grande variedade de suplementos ao mesmo tempo. Isso torna difícil julgar qual remédio ajuda como.

Por outro lado, se nenhuma melhoria for observada, pode-se concluir que os suplementos dietéticos são inúteis. É por isso, que você tem que encontrar um bom equilíbrio: Você deve determinar tanto a dosagem correta, como a melhor forma (comprimido, cápsula, pó...).

A não ser que a indicação seja o contrário, tome os suplementos com as refeições, se possível. Se as tomar em jejum, podem ocorrer reações estomacais.

O tempo também desempenha um papel importante. Os resultados geralmente não vêm da noite para o dia, mas após semanas ou meses. Seja paciente.

Até Tom, de Michigan, começou a tomar suplementos. Ele tomou: acetil L-carnitina, isoflavonas de soja, vitaminas do complexo B, CoQ10, vitaminas D e E, óleo de linhaça, vitamina C, glucosamina e outros.

Se você combinar os suplementos dietéticos com este Plano de 3 Etapas, você pode alcançar um constante nível de glicemia e intensificar a sua dieta saudável. Se você também fizer exercícios, melhor ainda!

Tomar picolinato de cromo não significa que você possa, simplesmente, comer o que quiser.

Uma dieta rica em vegetais, ainda é a chave para baixar o nível de glicemia e mantê-lo a um nível saudável.

Antes de começar, faça a medição da hemoglobina A1c para obter um número inicial.

Se você foi diagnosticado com diabetes ou pré-diabetes, você tem muitas opções de tratamento. A *American Diabetes Association* é mais favorável à medicação e a um estilo de vida melhor, do que aos suplementos dietéticos.

Há vários medicamentos para diabetes no mercado. Mas eles também têm vários efeitos colaterais (por exemplo, o risco de doença cardiovascular). Decidir que caminho tomar, pode ser muito difícil.

Abaixo estão os resumos de algumas pesquisas, sobre os principais suplementos dietéticos, usados para o diabetes:

Picolinato de cromo

O picolinato de cromo é altamente recomendado para diabéticos. Ele liga a insulina às paredes celulares, para que os receptores de insulina possam absorver a glicose. Em muitos casos, descobriu-se que o nível de glicemia diminuiu dentro de três meses, após o início do uso. No entanto, só é possível esperar resultados tangíveis, após três meses. Por isso, seja paciente.

Estudos sugerem que o picolinato de cromo, tomado com medicamentos, pode realmente tornar a medicação mais eficaz. Os suplementos de cromo podem reduzir as doses de medicamentos comuns para o diabetes. **Cuidado: se você tomar medicamentos para diabetes e picolinato de cromo ao mesmo tempo, o açúcar no sangue pode cair muito**. Portanto, é importante que você o monitorize.

Embora o cromo esteja presente em alimentos como gema de ovo e carne bovina, você precisaria comer um monte de bifes e ovos para conseguir os mesmos efeitos que um suplemento de cromo. E isso é um absurdo, é claro. Além disso, o corpo absorve o cromo de forma mais eficiente, através de um suplemento.

Picnogenol

O picnogenol é extraído da casca do pinheiro marítimo francês, e contém o antioxidante OPC, que suprime o nível de glicose. OPC também melhora os pequenos vasos sanguíneos, e protege contra complicações causadas pelo diabetes, como danos nos rins e nervos, perda de visão e amputação.

Quase 200 estudos, realizados ao longo dos anos, com o picnogenol mostraram repetidamente que ele é capaz de baixar os níveis de colesterol, bem como a pressão arterial e os níveis de glicemia. O picnogenol também parece reduzir ou parar o descolamento da retina. Também tem sido usado para tratar úlceras diabéticas e feridas abertas.

Ácido alfa-lipóico

Se você tem diabetes, o dano às suas células é geralmente oxidativo. Em outras palavras, a resistência à insulina remove os elétrons das moléculas, deixando para trás células instáveis que não processam a insulina adequadamente. Isto leva a uma inflamação celular prolongada. O ácido alfa-lipóico combate esse processo e permite que a insulina funcione adequadamente.

A quantidade recomendada é de 600 mg por dia (distribuída ao longo do dia).

Cálcio e Vitamina D

A combinação de cálcio e vitamina D é extremamente forte. Só a vitamina D pode estimular as células beta no pâncreas. Além disso, alguns pesquisadores acreditam que a vitamina D, pode reduzir o risco de diabetes do tipo 1 quando tomada na infância. Juntos, o cálcio e a vitamina D podem reduzir o aumento do nível de glicemia, especialmente para os pré-diabéticos com 65 anos ou mais.

500-700 mg por dia são recomendados.

Magnésio

O magnésio é um dos minerais mais importantes, que mantêm o corpo funcionando. É responsável por cerca de 300 processos, incluindo funções musculares e nervosas, o nível de glicemia, o ritmo cardíaco e a saúde óssea. Um nível baixo de magnésio, pode levar a um nível mais alto de açúcar no sangue, se você já tiver pré-diabetes ou diabetes. Foi demonstrado que o consumo de magnésio, durante 16 semanas, melhora a função insulínica e reduz os níveis de glicemia. O magnésio também ajuda a baixar a pressão arterial.

Alimentos como nozes, sementes e vegetais folhosos, como espinafre são uma excelente fonte de magnésio. Você também pode compensar a deficiência com suplementos de magnésio. Mas tenha cuidado para não consumir magnésio em excesso. Coordene as suas doses. A sobredosagem pode provocar diarréia, pressão arterial baixa (o que também não é bom), náuseas e outros efeitos secundários.

A dose recomendada é entre 350 e 500 mg por dia, conforme necessário. Pode levar algum tempo para encontrar a quantidade ideal para você.

Para melhores resultados, use uma preparação que combine magnésio, cálcio e vitamina D. Esta combinação vai permitir que o corpo recupere e armazene energia. A melhor hora é à noite, para dormir bem.

Os seguintes alimentos são ricos em magnésio:

Alabote, amêndoas, nozes, soja, espinafre, cereais, batatas, feijões, iogurte, arroz integral, lentilhas e abacate.

Óleo de peixe, zinco e fibra

Estes três suplementos, podem trazer bons resultados.

O ácido ômega-3, contido no óleo de peixe, tem um grande efeito sobre a saúde do coração e ajuda a regular o nível de glicemia.

A deficiência de zinco é muito comum. Para diabéticos com deficiência de zinco, no entanto, é ainda mais difícil atingir níveis normais de açúcar no sangue. Procure uma dose diária de 20 a 30 mg. No entanto, o zinco é utilizado principalmente para reduzir o câncer de próstata nos homens e para reforçar a imunidade.

Os alimentos ricos em zinco incluem gengibre, ostras, cordeiro, gema de ovo, sardinhas, aves e trigo sarraceno.

As fibras são as rainhas na sua guerra contra o diabetes. Um suplemento dietético de fibra, irá te fazer bem nos dias em que a sua dieta normal não lhe fornece fibras suficientes. Em média, você deve consumir entre 25 e 30 g de fibras por dia. Se você tem diabetes, você deve até mesmo dobrar ou triplicar essa quantidade.

Fibras são tão boas, porque retardam a digestão e impedem que a glicose entre na corrente sanguínea muito rapidamente. Um bônus extra, é que elas regulam o intestino (muito necessário para remover o lixo do seu corpo) e dão a sensação de saciedade. Mas comece devagar e não sobrecarregue o seu corpo. Uma súbita sobrecarga de fibra pode confundi-lo. Comece com uma preparação e aumente gradualmente a ingestão de fibras. O seu corpo vai te agradecer por isso.

Acetil L-carnitina

Esta substância, é um derivado dos aminoácidos lisina e metionina, e é responsável pela produção de energia do organismo. Ajuda a melhorar a sensibilidade à insulina e a reduzir a gordura.

A carnitina também tem um efeito positivo na neuropatia associada ao diabetes. Estudos mostram que, os diabéticos que tomaram 500 a 1000 mg, três vezes por dia, sofreram menos dor. Além disso, a carnitina pode ajudar a restaurar as células nervosas danificadas pelo elevado nível de glicemia.

A carnitina também demonstrou inibir os efeitos da glicação. E alguns cardiologistas, acreditam que ela pode reduzir os efeitos da insuficiência cardíaca congestiva.

Para um ótimo efeito, tomar diariamente 2000 mg de acetil L-carnitina.

Ginkgo biloba

Quando ouvem ginkgo biloba, a maioria das pessoas pensam que ela só pode melhorar a memória. Mas, na verdade, ela pode fazer mais do que isso. Um estudo de 2006, revelou o seguinte: em combinação com a metmorfina, um conhecido medicamento para o diabetes, o ginkgo biloba reduziu a hemoglobina A1c em 0,5%.

Você não deve tomar ginkgo biloba se você também usar diluentes de sangue. Ginkgo biloba é um diluente de sangue natural. Se você tiver diabetes, a quantidade recomendada é 3 vezes 40-80 mg por dia ou 2 vezes 120 mg por dia.

Gymnema sylvestre

Esta erva, é cultivada no Sudeste Asiático, e é usada principalmente na Austrália, Japão, Índia e Vietnã. É um remédio natural para artrite, diabetes e gota. Os compostos de saponina (fitoquímicos) desta erva, regulam os níveis de glicemia e atacam vírus e bactérias. Além disso, a gymnema sylvestre pode restaurar a atividade pancreática.

Recomenda-se tomar diariamente 260 mg após o café da manhã e 260 mg após o jantar.

Benfotiamina

Esta substância pouco conhecida, uma forma de vitamina B1, melhora a circulação sanguínea nos diabéticos. Também inibe os efeitos de oxidação, que ocorrem quando se consomem glicotoxinas ou AGEs (*Advanced Glycation End-Product*). Pode também reduzir a inflamação das células e dos pequenos vasos sanguíneos. Os diabéticos têm alto risco de complicações renais, nervosas e oculares. Isto torna a benfotiamina ideal para eles.

A dose diária recomendada é de 400 mg.

Amoras

As amoras, na forma de pó ou extrato de folhas, inibem as enzimas que liberam glicose em excesso no sangue. Os cientistas concordam com as suas qualidades médicas. O desafio é, sobretudo, criar um tipo de amora que forneça quantidades eficazes do inibidor enzimático. De acordo com *Diabetes Care Journal,* um extrato de folha de amora reduziu o nível de glicemia após uma refeição em 44%.

O melhor é um concentrado de 30:1, do qual você toma 100 mg duas vezes por dia.

Semente de feno-grego

Estas sementes, têm sido usadas há muito tempo, na medicina ayurvédica e chinesa. E a pesquisa provou, que elas podem baixar os níveis de glicemia. Além disso, as sementes de feno-grego parecem promover o bom colesterol.

Recomenda-se tomar 2 g por dia.

Ginseng asiático

Às vezes, também chamado ginseng coreano, este suplemento dietético pode reduzir drasticamente os níveis de glicemia. A dose típica é de 200 mg. Os efeitos colaterais do ginseng incluem nervosismo e excitabilidade, que diminuirão ao longo de alguns dias. No entanto, mulheres grávidas e crianças devem evitar ginseng ou tomar apenas sob a supervisão de um médico.

Alho e cebola

Alho e cebola, podem reduzir significativamente o nível de glicemia, e por mais tempo do que a insulina sintética. O alho tem propriedades antioxidantes, aumenta a imunidade do organismo e protege-nos contra doenças cardiovasculares. Coma cebolas cruas, porque quando cozidas, perdem nutrientes valiosos.

Folhas de curry

Estas são úteis para perder peso. Foi demonstrado que o diabetes pode ser prevenido, consumindo 10 folhas de curry todas as manhãs, durante pelo menos 3 meses; isto é especialmente verdadeiro para o diabetes hereditário.

Aloe vera

Esta planta prática e versátil, é uma cura popular para o diabetes. Ela contém agentes hipoglicêmicos que reduzem o nível de glicemia, e estimulam a secreção de insulina. O aloe vera purifica o corpo, acelera a eliminação de toxinas, regenera as células, reforça o sistema imunitário e melhora a digestão e a circulação sanguínea.

Canela

A canela permite que as células gordas respondam melhor à insulina. Aumenta a conversão da glicose em energia num fator de vinte. E também, bloqueia a formação de radicais livres, o que retarda as complicações do diabetes. Além disso, foi descoberto que a canela baixa o colesterol.

> Um estudo mostrou o seguinte: Os diabéticos que consumiram 6 g de canela, diariamente, durante 40 dias, puderam reduzir drasticamente os seus níveis de glicose, colesterol e triglicéridos.

6 gramas de canela por dia são, naturalmente, um desafio. E uma quantidade excessiva de canela, pode potencialmente levar a células cancerosas e anomalias cromossômicas. Para atingir a quantidade sugerida,

tente temperar a sua comida com pelo menos uma grama.
Alternativamente, você também pode usar suplementos de canela.

Resumo

Os suplementos alimentares são essenciais, se você quiser reverter o seu diabetes.

Tome os suplementos na dose correta e na forma correta. Em excesso ou muito pouco, pode ter efeitos negativos.

Coma alimentos ricos em vitaminas e minerais.

MEXAM-SE!

Duração

Para toda a vida: faça das atividades esportivas o seu estilo de vida!

Objetivo

Ficar fisicamente em forma. Isto também é essencial para combater o diabetes.

Levante-se do sofá

Já ouvimos isso inúmeras vezes, mas repito novamente: o exercício regular tem muitos benefícios para a saúde. Isto também se aplica ao diabetes. Exercícios regulares lhe darão mais energia e vitalidade.

Pode acontecer, de um diabético começar a fazer exercício físico e alcançar resultados surpreendentes. Uma colega minha, não só parecia e se sentia melhor depois de um tempo, mas seus níveis de colesterol e triglicerídeos caíram consideravelmente. No final, ela reduziu permanentemente o seu açúcar no sangue a um nível normal, e tornou-se livre de diabetes.

Qualquer coisa é melhor do que sentar-se no sofá! Mas há uma estratégia específica para reduzir o açúcar no sangue, e até mesmo encurtar o tempo de treinamento: *Tabata*.

Mas primeiro, você tem que se levantar do sofá e ser ativo. Você pode começar fazendo uma caminhada animada ao redor da casa (10-15 minutos). Aumente gradualmente a duração e a intensidade da sua caminhada. Se possível, aumente-a até conseguir correr.

Tente isto durante cerca de um mês, antes de passar para o próximo passo. E fale com o seu médico, antes de começar um novo exercício.

Tabata: o treinamento ideal para diabéticos

Aumentar a intensidade do seu treinamento é importante, mas é realmente crucial como você o faz. É aqui que entra *Tabata*, um método de treinamento do cientista japonês Izumi Tabata. A ideia é treinar de forma mais inteligente, em vez de mais dura. Cada sessão dura 12 minutos.

Comece com um aquecimento de 4 minutos, que aumenta a sua frequência cardíaca e lhe faz suar. Isto pode ser saltar, correr no lugar, agachamentos e muito mais.

Em seguida, divida o exercício em 8 segmentos de 30 segundos: durante 20 segundos, treine o mais intensamente possível e diminua o ritmo durante 10 segundos. Faça isso 8 vezes.

Tabata pode ser feita com praticamente qualquer atividade cardiovascular: esteira, bicicleta, elíptico (crosstrainer), natação, etc. Durante os 20 segundos intensivos, você deve treinar tanto, a ponto de respirar intensamente (mas não tanto, que você não consiga sustentar os 8 segmentos). Durante o período de repouso de 10 segundos, recupere-se, mas permaneça ativo (por exemplo, caminhar em vez de correr).

Nos últimos quatro minutos de seu treinamento, você reduzirá gradualmente a intensidade com exercícios leves de alongamento, corrida lenta e similares. Nesta seção, você deve ser capaz de ter uma conversa, mas ainda assim fazer um esforço. Se a sua força e resistência aumentarem, você pode relaxar um pouco mais rápido do que no início.

Se você praticar *Tabata,* três vezes por semana, você verá rapidamente os resultados (mesmo uma vez é melhor do que nada). Também deve continuar a fazer outras atividades cardiovasculares, como caminhar, correr ou andar de bicicleta.

A musculação é outra forma de tornar o seu treino mais intensivo e variado. Fortalece os músculos e melhora o nível de glicose.

Fazer algo é melhor do que não fazer nada. Mas a arte é continuar o seu progresso e não se entediar. Encontre e mantenha uma atividade que você goste. Mas não se deixe cair numa rotina. Desafie-se sempre e fixe-se na sua recompensa: baixo nível de glicemia. Isto vai motivar você a continuar.

Resumo

Comece devagar. Caminhar 10-15 minutos por dia e aumentar gradualmente a intensidade e duração.

Pratique *Tabata*.

Inclua também musculação.

UMA ÚLTIMA DICA

O tratamento de diabetes mais promissor é encontrado no mundo das plantas. Efeitos que diminuem o açúcar no sangue foram encontrados na antiga farinha japonesa, batata doce e até mesmo em plantas da Amazônia. E o melhor de tudo, é que você não precisa ir muito longe para baixar o açúcar no sangue. Em seu mercado local, você encontrará todas as frutas e verduras saudáveis que você precisa, para reverter seu diabetes.

Suplemente a sua nova dieta saudável com ervas e vitaminas, e combine tudo com atividade física para estimular a insulina naturalmente. Quando você faz estas coisas, você se torna parte de uma comunidade crescente, que luta contra o diabetes de forma natural. A sua saúde geral, o seu orçamento e a sua família serão felizes!

9 781673 718690